NOUVEAU GUIDE DE LA NOURRICE

CONSEILS

AUX MÈRES DE FAMILLE

SUR LA MEILLEURE MANIÈRE DE NOURRIR LEURS ENFANTS
ET DE SE NOURRIR ELLES-MÊMES

PAR

Hippolyte BACHELET

Docteur en Médecine de la Faculté de Paris,
Lauréat de la Société protectrice de l'enfance,
Ex-Médecin du Dispensaire général,
Membre de la Société botanique de Lyon.

Cet ouvrage a obtenu la médaille d'argent de la Société protectrice de l'enfance,
de Lyon

(Séance du 29 avril 1876.)

PARIS

G. MASSON, ÉDITEUR

Libraire de l'Académie de Médecine

17, PLACE DE L'ÉCOLE DE MÉDECINE, 17

1877

CONSEILS

AUX MÈRES DE FAMILLE

———

CONSEILS AUX MÈRES DE FAMILLE

SUR LA MEILLEURE MANIÈRE DE NOURRIR LEURS ENFANTS ET DE SE NOURRIR ELLES-MÊMES

Par M. Hippolyte BACHELET,

Docteur en Médecine de la Faculté de Paris,
Lauréat de la Société protectrice de l'enfance,
ex-Médecin du Dispensaire général,
Membre de la Société botanique de Lyon.

Cet ouvrage a obtenu la médaille d'argent
de la Société protectrice de l'enfance, de Lyon.

(Séance du 29 avril 1876.)

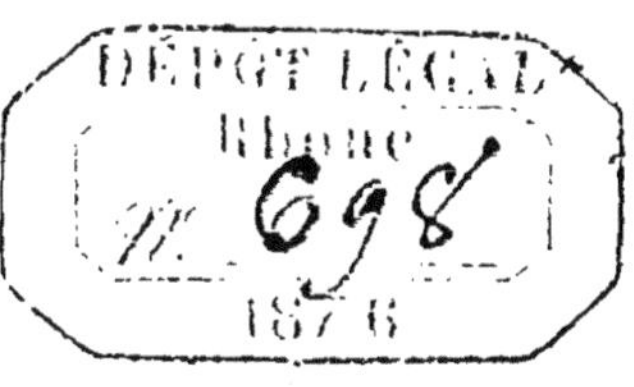

PARIS

M. G. MASSON, ÉDITEUR
Libraire de l'Académie de Médecine
17, place de l'Ecole de Médecine, 17

1877

LYON

IMPRIMERIE J.-E. ALBERT, RUE DE CONDÉ, 30.

L'ENFANCE

—

Pourvu qu'ils soient bien nourris,
les enfants viennent tout seuls, et se
portent toujours bien.   X***

Les bons conseils ont manqué rarement aux mères qui les ont désirés. La difficulté a toujours été, quand elles en ont senti le besoin, de les faire parvenir jusqu'à elles, de leur en faire apprécier les avantages et pour elles et pour leurs enfants.

Aujourd'hui il faudra, avant tout, les convaincre que l'on ne sépare plus l'intérêt de la mère de l'intérêt de l'enfant, c'est-à-dire l'amélioration des nourrissons du désir constant de sauvegarder les forces et la santé de la nourrice.

Ces deux intérêts, qu'on a eu le tort ou le malheur de croire opposés, sont toujours faciles à concilier. On se décidera sans doute à en rechercher les moyens, quand cette conviction se sera généralisée.

Il sera non moins utile de prouver que la mère trouvera dans l'accomplissement entier de ses devoirs maternels des compensations immédiates, des bénéfices futurs et certains, pourvu qu'elle sache tenir compte des exigences d'une position spéciale, pourvu qu'elle veuille demander à une nourriture plus choisie l'équivalent au moins de ce qu'elle donne à son enfant.

Le meilleur moyen d'améliorer le sort des jeunes enfants, sans nuire à leurs mères, est donc d'enseigner aux femmes une hygiène simple, à la portée des plus modestes intelligences, et de vulgariser un petit nombre de notions justes et saines sur les besoins particuliers de la mère et de l'enfant.

Pour cela il faut soigner mieux et perfectionner l'éducation des mères, ne pas reculer devant la peine de leur expliquer la raison et le but des actes conseillés. Quand il n'est pas compris ou quand il est mal compris, un conseil excellent ne reste-t-il pas toujours stérile?

En dehors de cette méthode, je ne prévois que des insuccès. Si l'avenir ressemble au passé, pourquoi échapperait-on aux déceptions qui ont fait jusqu'à présent le désespoir des amis de l'humanité? Conseiller est bien, mais instruire et convaincre est encore mieux.

En exposant l'hygiène la plus favorable à la mère et à l'enfance, j'aurai donc le soin de ne pas séparer mes conseils des explications qui en feront comprendre le but et apprécier la valeur.

Un cri d'alarme a été lancé et a retenti douloureusement parmi nous : « La population française diminue. » Cette triste nouvelle a causé une profonde émotion. Aujourd'hui la mode veut qu'on déplore la diminution des naissances, qu'on gémisse sur l'avenir de la France et qu'on menace les célibataires d'un impôt progressant avec la durée de leur obstination dans le célibat.

Mais qui donc s'occupe sérieusement de vulgariser les moyens de diminuer la mortalité des jeunes enfants? Le remède le plus efficace, le plus immédiat au mal signalé ne se trouve-t-il pas dans la meilleure préservation des nouveau-nés? A quoi servira de multiplier les naissances, si la mort continue à moissonner 80 ou 90 enfants sur cent, comme cela se voit dans certains départements?

Je voudrais moins de gémissements et plus d'actes raisonnés, moins d'indulgence pour les fautes à commettre, et plus de sévérité pour corriger les mauvaises habitudes des nourrices mercenaires.

Le premier devoir des économistes, des philanthropes, des écrivains, des moralistes..... sera donc de venir en aide aux médecins, d'exposer, de défendre et populariser, chaque fois que l'occasion s'en présentera, la méthode dite *naturelle*, la seule qui assure à l'enfant le droit de croître, vivre et se bien porter. Cette méthode se résume ainsi : Allaitement maternel avec usage prolongé d'un bon lait animal.

L'art d'élever les enfants, comme le plus utile, devrait être le premier des arts enseignés. Cependant on y songe à peine; son importance

n'a pu le mettre à l'abri du dédain des uns
et de l'indifférence des autres. Où sont les jeunes femmes qui s'adressent cette question, pourtant si naturelle: Quand nous serons mères de
famille, comment devrons-nous élever nos
enfants?

Toutes acceptent les yeux fermés les habitudes prises, bonnes ou mauvaises, et le hasard
devient le directeur absolu de la famille naissante.

Je crois opportun, urgent de réagir contre
cet excès de négligence ou d'ignorance. Car
les impressions subies pendant la première
enfance retentissent sur la vie entière. Car une
nourriture bonne dès le berceau fortifie l'organisme, perfectionne la nutrition et multiplie le nombre des hommes robustes. Tandis
qu'une alimentation de fantaisie imposée à
l'enfance affaiblit l'économie, diminue les
chances de bonne santé, compromet une fonction de premier ordre, la digestion, et détruit
la base principale sur laquelle repose tout l'é-
difice d'une vie saine et longue.

Sous l'influence des fautes de la nourrice,
l'intestin de l'enfant éprouve des secousses

pénibles, des impressions étranges, anormales, sécrète des liquides défectueux et viciés, s'habitue presque à l'irrégularité ou à l'imperfection dans ses fonctions et (le souvenir d'une perversion acquise se conservant au physique au moins autant qu'au moral) tend sans cesse à retomber dans les mêmes travers ou les mêmes écarts. Dans ces conditions défavorables, la durée de la santé reste une affaire de chance et la longévité devient un phénomène ou une exception.

Au début de la vie, la perfection des fonctions digestives en prépare la régularité et en assure l'intégrité. La force et la santé se mesurent ensuite au soin avec lequel on proportionne les recettes aux dépenses. Avec de la modération dans l'usage des biens de la terre, l'expérience a prouvé que la vie s'allongeait sensiblement. Chaque génération ayant une tendance marquée à léguer ses vertus acquises à celle qui suit, on arrive peu à peu à se créer des droits réels à la vie séculaire, résultat que l'on n'entrevoit en ce moment que comme un rêve ou une impossibilité.

Je ne saurais donc trop recommander au père

de famille qui souhaite à ses enfants une belle santé et une longue vie, d'appliquer à leurs premiers jours, à leurs premières années, un régime dont la sagesse ne se démente jamais.

« Presque toute la médecine de l'enfance est dans le régime. » (Dr DONNÉ.)

Je partage l'avis de ce distingué confrère et j'irai plus loin que lui dans la même voie, puisque je ferai du choix de la première alimentation la condition de la bonne santé et de la prolongation de l'existence.

Si l'enfant a une grande énergie fonctionnelle dans le tube digestif, il a une susceptibilité maladive plus grande encore. C'est pourquoi je réclame tant de ménagements pour des organes impressionnables, que j'ai toujours vus plus accessibles aux influences nuisibles que dociles aux impulsions vers le bien.

« C'est à la première enfance qu'il faut donner toute son attention, comme à une source d'où découleront plus tard la force ou la faiblesse, la vigueur ou les infirmités. »

(Dr DONNÉ).

Sur quatre enfants à la mamelle et mal nourris, il en meurt trois dans le cours de la première année. Le quatrième survit et vient augmenter le nombre des irréguliers de la santé qui, après avoir langui ou végété plus ou moins longtemps, meurent toujours prématurément.

La longévité n'est possible sur une vaste échelle, que si l'art de se bien nourrir se vulgarise et commence à répandre sur la première enfance les bienfaits qu'il prodigue à tous les âges.

En d'autres termes, le meilleur gage de la bonne santé à venir est la perfection du régime alimentaire de l'enfant au berceau. Ce n'est qu'une première étape, il est vrai, mais son parcours régulier équivaut à l'acquisition de biens inappréciables : il prépare et assure le jeu normal des intestins, accroît la somme des forces libres, double la valeur de l'homme en société, et donne enfin une base solide à cette longue vie tant désirée.

C'est pourquoi tant d'auteurs ont affirmé que la nourriture du premier âge imprimait à l'organisme un cachet ineffaçable et lui laissait, en bien ou en mal, une empreinte telle qu'on en retrouvait les traces à toutes les époques de l'existence. Comment faire pénétrer cette grande vérité dans l'esprit des pères et mères de famille? Ah! si la nourriture de l'enfance était ce qu'elle devrait être, que de maladies seraient supprimées! Combien l'aspect de la vie serait moins sombre et son parcours moins décourageant!

Aveuglées par d'incroyables préjugés, la plupart des mères conservent les habitudes du passé, surtout quand ces habitudes sont mauvaises. C'est à ce point que je soutiens que l'enfant n'a pas d'ennemi plus terrible qu'une mère dominée par de vulgaires créances. Comment conjurer un danger de tous les jours et de toutes les heures? Et malheureusement ces mères-là se rencontrent aussi bien dans la classe riche que dans la classe pauvre.

En réalité, le sort du jeune enfant est entre les mains de celle qui le nourrit. Son avenir dépend, non de l'incurie que je ne suppose pas, mais des caprices ou des erreurs d'appréciation qui décident du choix des aliments. L'effroyable mortalité des enfants pendant leur première année reste un enseignement stérile, tant les usages établis sont difficiles à changer.

« Moi, j'élève mes enfants comme j'ai été élevée moi-même. »

Cette niaiserie vole de bouche en bouche. Placée à propos et débitée avec assurance, elle manque rarement de produire un certain effet. Mais ces mères, en apparence si convaincues, ne comptent jamais les victimes qui encombrent la route suivie par elles.

D'ailleurs les très jeunes enfants meurent partout si vite et si régulièrement, que ce phénomène passe pour un accident inévitable, pour un défaut attaché à l'enfance. Qui donc s'inquiète de ce résultat et se demande si un tel malheur pouvait être prévenu ou atténué ?

Quand on délibère sur l'éducation d'un nouveau-né, les vieilles femmes ont constamment voix prépondérante au conseil. Je ne m'en plaindrais pas si leur influence était bienfaisante. Mais ces *mégères*, qui ne s'accordent sur rien, s'entendent fort bien dès qu'il s'agit de conserver un préjugé nuisible ou de propager des erreurs inimaginables. Après les avoir baptisées fort sévèrement, la chronique libre les accuse d'une méchanceté égale à leur ignorance, leur reproche de ne se perpétuer sur la terre que pour empêcher le bien, éloigner le mieux et multiplier le mal. Je ne me sens pas le courage de protester contre la sévérité d'un jugement si bien motivé.

Dans l'éducation de l'enfant la mère a naturellement le rôle principal, puisque c'est à elle qu'incombent les soins de chaque jour. Ce serait donc pour elle une obligation évidente d'étudier l'art de bien élever les enfants. Son instruction classique devrait même comprendre quelques notions justes et précises sur cet important sujet. A cet âge les bons conseils ont une portée incalculable et sont rarement perdus.

Vain désir ! Les lacunes reconnues de l'instruction de la mère continueront à se traduire en défauts dans l'éducation de l'enfant. Veut-on savoir pourquoi l'éducation physique de ce dernier reste partout si défectueuse ? C'est parce que partout dominent les mêmes préjugés, les mêmes principes faux ; parce que partout les mères ignorent ce qu'elles devraient savoir, dédaignent ce qu'elles ignorent, se plaisent à exalter un mal plutôt que d'avouer qu'elles ont méconnu un bien, et se consolent de leur conduite odieuse en répétant cette monstruosité : « Les enfants qui meurent au berceau sont plus heureux que ceux qui survivent ! »

Les agriculteurs savent que, pour recueillir de belles récoltes, ils doivent cultiver leurs champs avec soin et persévérance. Mais leur intelligence ne va pas jusqu'à comprendre que pour avoir des enfants sains et robustes, il faut aussi que l'art et la sagesse s'unissent à la patience dans les soins à donner.

Si les magnifiques produits exposés dans les concours régionaux, supposent une attention incessante et très-éclairée, de même de beaux enfants ne sauraient s'élever en dehors d'une hygiène bien comprise et bien appliquée.

Pendant les années consacrées à l'instruction des jeunes filles, on se garde bien d'appeler leur attention sur ce qui touche à la maternité. On ne déclare même leur éducation parfaite que si elles arrivent à la veille de leur mariage sans se douter des joies, des douleurs et des peines de la mère de famille. Ne pousse-t-on pas jusqu'à l'extrême, jusqu'au ridicule les précautions à ce sujet ? On préfère souvent, pour diriger l'éducation des mères futures, choisir les femmes vouées au célibat religieux, afin que pas un mot ayant trait aux saintes joies de la maternité ne vienne compromettre l'existence de cette fleur virginale, dont la conservation cause tant de soucis à 18 ans et la possession tant de regrets à 45 ans.

Parce qu'on aura semé l'ignorance, on s'imagine qu'on récoltera la vertu, le bien et le bon. M. Ed. About résume ainsi cette haute conception des moralistes modernes : « un petit ange, un véritable trésor d'ignorance ! »

Et quelques années plus tard, la chronique ne compte plus les chutes de l'*ange* supposé, les défaillances de sa vertu et les imperfections de son fameux *trésor*.

Le même auteur, quand il renonce à l'ironie, son arme favorite, ne craint pas d'affirmer : « que tout est bon dans la vérité, que tout est mauvais dans l'erreur et que, même en matière d'éducation, il n'y a point d'utiles mensonges. »

Ainsi, pour maintenir autour de la jeune fille une ignorance systématique et plus complète, on s'est résigné à oublier le rôle social, le rôle prépondérant de la mère. On a compté plus sur l'ignorance que sur la puissance de l'éducation elle-même. Quelle magnifique combinaison! Et comme elle mérite bien qu'on charge le hasard d'enseigner aux jeunes mères les moyens de... très-mal élever leurs enfants!

Du reste, l'indifférence sur ce point dépasse toute croyance et développe encore l'insensibilité de certaines mères de famille. Qui n'a entendu émettre cette hérésie digne du moyen-âge :

« Ah! ne vous tourmentez donc pas tant ; quand les enfants doivent venir, comme qu'on les élève, ils viennent tout de même! »

Si le fatalisme devait disparaître, les mères ignorantes se hâteraient de le ressusciter à leur profit.

J'ai demandé un jour pourquoi cette lacune regrettable était laissée à dessein dans l'instruction des jeunes filles. Voici la réponse que j'ai obtenue :

« Apprendre à une jeune fille comment on élève les petits enfants, y pensez-vous? Cet enseignement aurait des dangers incalculables! Il ferait naître dans ces jeunes imaginations une foule de mauvaises pensées, de coupables désirs, et leur précieux trésor d'ignorance ne pourrait plus figurer comme appoint sérieux à côté de leur dot. »

Qui donc acceptera comme valables des raisons aussi banales que peu fondées? Qui donc osera soutenir que l'ignorance soit la meilleure base à offrir à la vertu? On aura beau jeter des voiles épais sur certains actes de la vie animale, les idées qui s'y rattachent se présenteront quand même à l'esprit des filles de 14 à 15 ans, parce que le Créateur l'a voulu ainsi. A cet âge, et quand on les chasse, ces idées, comme le naturel, *reviennent au galop.* Nier ce fait, c'est nier l'évidence ou rompre avec le sens commun.

Au lieu de se contenter des phrases de convention, qui ne trompent plus personne, ne vaut-il pas mieux accepter franchement l'humanité telle quelle est, telle qu'elle peut être, et chercher dans l'instruction les moyens de diminuer ses défauts, et d'augmenter ses vertus ou ses qualités?

Laissons donc de côté cette honteuse méthode de *paraître*, mise à la mode par la cour impériale, et ne souffrons plus qu'on puisse nous dire :

« Soyez tout ce que vous voudrez, faites ce que bon vous semblera, mais cachez-vous. Une faute cachée n'est-elle pas à moitié pardonnée ? Pourvu que vous sauviez les apparences, quelle que soit votre conduite, vous serez quand même un homme de bien ! »

Il n'y a qu'un sentiment qui, dans l'amour, puisse relever la femme, c'est le sentiment de la maternité. Comment ne pas estimer une jeune fille qui, connaissant toutes les charges qui vont lui incomber, les accepte néanmoins avec joie et courage ?

Je ne saurais trop le répéter, si nous voulons réprimer la passion, ennoblir le véritable amour, cultivons la mère. Formons-la dès son enfance, accordons-lui partout le premier rang, compensons par nos égards et notre respect les peines qu'elle doit à son sexe.

Pour continuer à mériter des hommages dont elle est heureuse et fière, la femme fuira le vice et sa dégradation. En la forçant à mesurer l'énormité de sa faute à la profondeur de sa chute, on la préserve des écarts de la passion mille fois mieux qu'avec le secours de l'ignorance.

Ensuite, ce que l'on cache à la jeune fille de son rôle maternel ne devient-il pas un bénéfice immédiat pour la faute à commettre aux heures d'une faiblesse possible ? N'est-ce pas le moyen certain de diminuer la résistance et de doubler la puissance ou la violence de l'amour ?

La femme qui n'ignore rien réfléchit, raisonne et tâche de se maintenir à cette hauteur où la satisfaction intérieure a pour complément naturel la considération générale.

En un mot, je regarde comme un bienfait social tout ce qui rappellera, relèvera, développera et sanctifiera le sentiment de la maternité.

Faites-nous des mères de famille, disait Napoléon à Mme Campan. Grande idée sociale cachée sous une simple recommandation ! Ce mot devrait être inscrit en lettres d'or sur le frontispice de tous les pensionnats. Si les souvenirs qu'on s'efforce de vouer à l'oubli étaient plus souvent invoqués, remis sous leur véritable jour, verrait-on autant de femmes perverses, dévergondées et avilies ? verrait-on autant de grandes dames descendre au niveau des filles perdues ?

Quand la jeune fille pensera moins à l'amour et plus à l'enfant qu'elle aura bientôt, c'est-à-dire moins à la poésie de l'amour et plus à ses conséquences, la famille et les mœurs bénéficieront des désenchantements de la passion.

Ce sera, me dit-on, le bouleversement des idées reçues et des habitudes prises ! Quand on songe à ce qu'on y gagnera, une telle perspective n'a rien de trop effrayant. Voyez plutôt où nous a conduits la méthode suivie jusqu'à présent :

Dans les classes riches, on accepte bien l'amour, on en parle même avec enthousiasme, mais on tremble devant ses conséquences. La poésie ne divinise que les amours stériles. Les reines de la finance seraient trop heureuses si la maternité ne surgissait pas à l'horizon comme un fatal point noir. Les unes redoutent la division des fortunes par un trop grand nombre d'enfants, les autres ne savent pas se décider à renoncer pour quelques mois à leur vie de plaisirs, de luttes ou d'intrigues. Afin de mieux oublier ce côté fâcheux, désagréable de leur joyeuse existence, elles se sont crues obligées d'exalter, d'exagérer l'attrait et les charmes de l'amour. Celui-ci s'est donc vu transformé en *extase, en émotion délirante, en entraînement irrésistible, en but suprême et joie unique de l'existence !*

Ah ! les amis de l'éducation par l'ignorance ne se doutent pas de la profondeur et de l'étendue d'un mal qui menace la société dans sa base !

Puisque l'amour est la plus indispensable et la plus agréable des nécessités, pourquoi ne pas l'accepter hautement comme tel, mais sans le séparer jamais de son couronnement naturel, la maternité ?

Quand la jeune fille appréciera sainement la vérité et la haute portée de son rôle, elle saura se préserver, se conserver pour le bien remplir. Elle aimera, c'est possible, c'est certain même, puisque Dieu le veut ainsi. Mais alors la venue d'un enfant, considérée aujourd'hui comme un *accident*, une *maladresse*, une *distraction*, sera une cause de réjouissance. Ce sera surtout pour la jeune mère une occasion

d'étaler au grand jour les trésors de son cœur
et de prouver l'étendue de son dévouement. Que
sont les rêves de la jeune fille en comparaison
des émotions continuelles de la jeune mère ?

Telles sont les hautes pensées que je voudrais voir dominer dans l'éducation des jeunes
filles, parce qu'elles défendraient mieux que
l'ignorance ces dernières contre les piéges de
l'amour ou les surprises du cœur. L'institution
du mariage gagnerait à l'exaltation du sentiment maternel tout ce qu'y perdrait le vice,
tout ce qu'ont usurpé les passions, et jamais
bienfait réparateur n'arriverait avec plus d'à-
propos.

Peut-être alors pourrions-nous modifier les
tendances des hautes classes de la société, tendances affichées à peu près publiquement et
qu'un auteur célèbre, M. Peyrat, résume ainsi :
« la recherche du bonheur dans les joies d'une
puérile vanité, dans la jouissance d'une possession connue et enviée, dans la poésie des
amours illicites ou dans le raffinement de l'a-
dultère. »

Tout cela ne justifie-t-il pas mille fois l'introduction de l'art de bien élever des enfants

dans le programme de l'éducation des jeunes filles, dût cette étude nouvelle prendre la place de l'astronomie ou de la cosmogonie ? Le résultat final, dans tous les cas, ne saurait être plus attristant.

Pour moi, je n'ai qu'un but ou qu'un désir, celui de diminuer la mortalité du premier âge et d'aider la population française à retrouver sa marche ascendante, marche interrompue depuis près de 20 ans. Mes vœux sont d'autant plus faciles à les réaliser, que les difficultés de l'application de ma méthode n'existent pas.

L'art de bien nourrir un enfant est d'une incroyable simplicité. La nature ne s'est-elle pas chargée de nous indiquer la meilleure voie à suivre ? Un aliment unique n'est-il pas imposé à nos fils comme aux autres mammifères ?

Les animaux observent rigoureusement cette loi naturelle, et leur santé brillante excite l'admiration générale.

Au contraire, l'homme juge à propos de rompre avec les données du bon sens, de laisser le moins possible l'enfant au sein de sa mère, et même de le priver des bienfaits du lait animal. Cette inqualifiable conduite neutralise les sages intentions du Créateur et détruit l'effet de ses habiles combinaisons. Des mères extravagantes sont venues à bout d'annihiler la bonne volonté de Dieu, et de substituer la souffrance et la mort prématurée à des chances certaines de santé, de forces et de longue vie.

A quoi serviront aux princes de la terre la fortune et les honneurs, si une hygiène mieux entendue ne les abrite pas contre les misères de la faiblesse acquise ? Combien de familles n'ont dû leur extinction qu'à leur dédain pour les exigences de la première enfance ?

Créé pour le premier âge, le lait répond à un besoin spécial, invariable et absolu. Rien alors ne peut le remplacer. Vainement des mères insensées gorgent leurs fils de poudres alimentaires, de bouillies, de panades...., elles ne déterminent que de la douleur, des cris incessants, des coliques, du dévoiement, en un mot, des indigestions quotidiennes. Bien entendu, elles affectent de méconnaître la signification de ces symptômes et, quand les mauvais effets de ce genre d'aliments deviennent trop visibles, elles cherchent à se disculper en accusant les dents ou les vers d'être la cause des désordres observés.

Avec la continuation de l'alimentation prématurée, les nouveau-nés conservent le dévoiement, maigrissent, souffrent et dépérissent. Des éruptions peuvent apparaître sur la face ou le cuir chevelu, près de l'anus, ou bien la peau revêt cette teinte bleu pâle ou blanche qui précéde et annonce l'invasion prochaine du lymphatisme.

Les enfants les moins mal partagés sont ceux qui ne doivent aux troubles digestifs prolongés du jeune âge qu'une faiblesse relative et une diminution dans leur valeur d'hommes. Avec leur corps souffreteux et leur santé débile, combien de temps résisteront-ils aux charges de la vie sociale ? Il leur manquera toujours ce sentiment de confiance, d'entrain, d'initiative, qui donne l'audace d'entreprendre et la chance de réussir. Comment les soins absorbants d'un organisme débilité n'enlèveraient-ils pas jusqu'à la pensée d'aborder les carrières où l'âme constamment active doit pouvoir compter sur une constante vigueur corporelle ?

Ainsi les défauts de l'alimentation première ont parfois un immense retentissement ; ils abaissent le ton de l'organisme, préparent le règne de la faiblesse physique et morale, développent la tendance à la paresse et au découragement, la prédominance de l'aigreur dans le caractère, la timidité ou la défiance de soi-même, en un mot l'amoindrissement des facultés intellectuelles, quand ce n'est pas une radicale incapacité.

Et, cependant, rien n'est simple comme le régime de l'enfance. Les nouveau-nés puisent dans le sein maternel tous les éléments de leur entretien et de leur développement progressif. Un peu de lait, *de bon lait*, et leur table n'est-elle pas merveilleusement servie?

« Une remarque très-intéressante pour le médecin est l'influence que la qualité des aliments exerce sur la durée de la vie et surtout sur la conservation des enfants. On voit, en effet, que là où la nourriture est tonique et substantielle, la vie moyenne augmente, et que tel département qui se trouve dans de bonnes conditions alimentaires conserve 741 enfants sur 1,000, tandis que tel autre, qui se trouve dans de moins bonnes conditions, n'en conserve que 622. On peut dès lors se rendre compte des modifications que l'alimentation des nouveau-nés est susceptible d'apporter à leur constitution et à leur tempérament. Il y a là une œuvre sociale et morale pleine d'avenir. » (Dr BROCHARD.)

C'est justement cette œuvre dont la haute portée pour tous les âges m'a frappé et à laquelle je me suis voué depuis 30 ans; et c'est dans la vulgarisation de cette idée : *bien nourrir les enfants et mieux nourrir les mères,* que je crois découvrir enfin le moyen par excellence de diminuer la mortalité des enfants en nourrice et de prévenir la dépopulation qui menace la France.

A ce propos, je me rappelle un mot d'une bonne et excellente mère de famille, à laquelle je demandais comment elle avait élevé ses quatre beaux et robustes enfants. Elle me fit cette réponse qui prouve chez elle autant d'intelligence que de bon sens :

« D'abord je les ai nourris moi-même; depuis, je surveille avec soin leur régime. Voyez-vous, finit-elle par me dire, pourvu qu'ils soient bien nourris, les enfants viennent tout seuls et se portent toujours bien. »

Ces paroles résument toute l'hygiène de l'enfance.

Je connais bien un excellent moyen de redresser les idées fausses qui règnent dans les campagnes sur l'éducation des enfants, c'est la propagande de la vérité, l'éloge du progrès, la recherche du mieux par les bonnes mères, par les femmes intelligentes. Sans le concours de ces dernières, les efforts des médecins resteront stériles. Les Sociétés protectrices de l'enfance qui négligent ce genre de secours, n'auront plus à constater, un jour, que leur impuissance en face d'un mal immense.

C'est pourquoi j'insiste autant sur la nécessité de commencer par modifier, par améliorer l'éducation première des femmes. C'est pourquoi je désire vivement voir les mères elles-mêmes faire cause commune avec les partisans de l'*hygiène naturelle*.

Mais comment décider les nourrices à se proclamer les défenseurs officiels d'une meilleure éducation des enfants ? Ce serait leur demander la condamnation d'un passé qui leur est cher, qui ne les a pas empêché, disent-elles, de vivre et de grandir. De plus, il faudrait chez elles un courage surhumain pour entrer en guerre ouverte, prolongée avec les commères de chaque village. Ah! les idées fausses! rien n'est triste comme d'avoir à lutter contre elles!

Eh puis! ces mères ont chacune leurs préjugés favoris, leurs erreurs particulières, et on les froisse quand on leur parle de renoncer à leurs chères et folles créances. Avant de songer à détruire les erreurs du vulgaire, il est donc sage et nécessaire de chercher à modifier d'abord, à améliorer ensuite l'éducation générale.

Comme on le voit, je ne m'illusionne pas sur les difficultés qui attendent ceux qui se vouent à la destruction des mauvaises habitudes. Et, cependant, je ne vois que *la propagande de la vérité par les mères instruites*, qui puisse amener promptement les changements de régime dont l'enfance a tant besoin.

Des femmes convaincues, dévouées, ardentes, auront seules assez d'autorité, de patience, d'éloquence et d'habileté pour tourner les difficultés trop réelles de la mise en pratique, pour poursuivre et saper jusqu'au fond des campagnes, les préjugés terribles qui s'opposent à l'amélioration du sort des enfants en nourrice.

Ah! si, dans chaque ville, dans chaque village, quelques femmes de cœur, séduites par la pensée du bien qu'elles nous aideraient à faire, pouvaient se joindre à nous et défendre hautement la cause que nous soutenons, combien les opinions fausses seraient aisément changées! Combien l'existence des jeunes enfants serait mieux protégée! Combien, enfin, les générations futures seraient plus fortes, plus résistantes et plus heureuses!

Puisse cet appel être entendu, compris et appliqué sur une vaste échelle! Puisse une *mère de charité*, une émule de Monthyon, prendre mon idée sous sa protection, lui donner l'impulsion et la vie! Puisse la vaste association que j'indique, que j'appelle de tous mes vœux, combiner un jour, ses efforts avec ceux des rares amis de l'enfance! En un mot, utiliser la bonne volonté des mères éclairées ou mieux instruites, les amener à se charger de défendre, dans les campagnes, la cause des nouveau-nés, est le moyen le plus efficace que je connaisse d'obtenir de bons et prompts résultats. Alors, seulement alors, on pourra avoir confiance dans l'avenir, et l'amélioration du sort des enfants en nourrice ne sera plus un rêve dont se bercent les belles âmes, mais dont on ne voit jamais la réalisation.

Ici ma tâche consistera moins dans la recherche des mets nouveaux, que dans l'obligation de signaler un trop grand nombre d'aliments peu convenables et par conséquent nuisibles.

Je partagerai ce qui se rapporte à mon sujet en sept paragraphes, qui seront consacrés à l'étude des points suivants : 1° du régime de l'enfance ; 2° de l'usage de la bouillie et de la panade ; 3° du sevrage ; 4° des dents ; 5° des vers ; 6° du régime des nourrices ; 7° de la vie de pension.

I.

RÉGIME DE L'ENFANCE

———

Le lait est un produit spécial, créé pour un âge spécial et dans un but spécial. Il répond tellement au plus impérieux des besoins, que rien ne peut lui être substitué. Il contient tous les matériaux réclamés par le corps du nouveau-né. Sa composition invariable garantit la durée de son action bienfaisante. Il constitue la nourriture imposée par le Créateur à la première enfance ; toute infraction à cette loi met aussitôt une existence en péril.

On n'admire pas assez l'art avec lequel la nature coordonne ses actes et combine tout pour amener l'heureux accomplissement de ses sages volontés. Je ne me lasse pas de revenir sur ce sujet, parce que ce genre de remarques nous conduit sûrement à la découverte des meilleurs moyens d'améliorer notre sort.

Privé de dents, le nouveau-né trouve dans le sein de sa mère une nourriture liquide, assez riche pour subvenir largement aux frais de sa rapide croissance. Pendant qu'il grandit et grossit, on voit percer successivement les dents destinées à broyer les mets qui lui conviendront plus tard, *seulement plus tard*. La sortie lente des dents ne révèle que par sa terminaison l'heure où l'usage des aliments autres que le lait devient possible et favorable.

Le lait doit donc rester l'aliment unique de l'enfant jusqu'à la sortie complète de la première dentition. Quand on étudie sans parti pris les actes du Créateur, on est frappé de la justesse de cette observation et du bien fondé de la conclusion que j'en ai tirée.

Sans attendre la sortie des premières dents, sans comprendre le sens caché de l'évolution dentaire, les nourrices s'efforcent d'avancer l'heure du sevrage. Les enfants que l'on sèvre trop tôt ne succombent pas tous, je le sais, mais tous en souffrent. La mort d'un enfant sur quatre, dans la première année de leur existence, devrait pourtant donner à réfléchir à ceux qui refusent de changer les habitudes prises. Mais on compte les mères de famille sur lesquelles le bon sens a conservé son empire!

La sortie des dents, tardive chez ceux qui vivent mal, hâtive chez ceux qui sont bien nourris, indique par sa terminaison le moment précis où cesse pour les enfants la nécessité du régime lacté. Je m'étonne que cette liaison si intime n'ait pas été mieux indiquée ou plus souvent signalée à l'attention publique.

La nature ne perd pas plus son temps que ses droits. Si un aliment autre que le lait eût été convenable pour l'enfance, le Créateur nous l'aurait donné à comprendre en faisant naître les dents plus vite et plus tôt. Le tardif développement des dents signifie donc que leurs services ne seront que tardivement utiles. La nature consacre la période du régime lacté à la préparation des instruments qui lui seront bientôt indispensables et, quand l'usage d'autres mets sera réellement opportun, les dents seront assez fortes, assez nombreuses pour remplir aisément leurs fonctions nouvelles.

Pourquoi, par exemple, les dents canines naissent-elles après les incisives et les petites molaires ?

Un enseignement ressort de la réponse à cette question.

Destinées à déchirer la chair, les dents canines indiquent, par leur apparition différée, que les viandes doivent figurer tard sur la table de l'enfance.

C'est donc une faute grave de se hâter de substituer la viande au lait. La viande forme principalement les muscles, et les enfants n'ont pas encore à fortifier leurs muscles, puisque les points d'appui de ces derniers, les os, sont à peine ébauchés. Quand on laisse à chaque âge sa nourriture propre, l'organisme ne peut que bénéficier de cette soumission à une loi naturelle.

Je crois me tenir au-dessous des indications de la nature, en ne demandant la continuation du régime lacté que jusqu'à l'âge de 15, 18 ou 20 mois.

L'adjonction des autres mets n'offre plus alors aucun inconvénient, surtout quand on ne commet pas la maladresse impardonnable de supprimer brusquement l'usage du lait. Cette union intime du lait avec d'autres aliments sera continuée pendant très-longtemps. Seulement, une fois la première dentition complétée, l'enfant peut user plus largement des mets qui garnissent la table commune.

En réclamant l'usage prolongé du lait pour les jeunes enfants, je ne cède pas à un caprice des théories régnantes; je cherche au contraire à emprunter à la nature sa méthode et ses procédés. Chez elle rien n'est livré au hasard; c'est à nous d'étudier sa marche, de découvrir la raison de ses actes et d'en tirer de sages conclusions.

« On ne doit, du reste, jamais oublier que l'estomac d'un enfant est, par sa disposition anatomique, *incapable de digérer, sans danger, autre chose que du lait.* » (M. BROCHARD.)

Ce n'est pas sans motifs que M. Michelet a nommé les animaux « nos frères inférieurs. » Leurs débuts dans la vie offrent avec les nôtres de frappantes analogies. C'est pourquoi l'étude de leur vie calme, saine, régulière et longue, devient pour nous si intéressante.

Chez les mammifères, la mère nourrit invariablement ses petits ; premier avantage. Le second leur vient de ce que le lait compose non moins invariablement leur nourriture. Aussi leur mortalité est-elle à peu près nulle pendant la période de la lactation. Chez l'homme elle est de 1 sur 4, au dire de M. Donné. Cette différence tient principalement aux vices du régime imposé à l'enfance par l'ignorance et les préjugés.

Les animaux doivent cette immunité relative à leur soumission absolue aux lois de la nature. Ce qui prouve combien nous payons cher notre manie de braver ces mêmes lois. Et, cependant, comme il serait facile d'imiter la manière de vivre simple, régulière de nos *frères inférieurs !* Nous doublerions au moins nos chances de bonne santé et de longévité. Car je ne regarde pas la mortalité du premier âge comme un malheur inévitable. Nous la ramènerons à des chiffres moins décourageants le jour où nous aurons convaincu les mères de famille de cette double exigence de la nature humaine : « la préservation des refroidissements et l'allaitement maternel sans alimentation prématurée dans le courant de la première année. »

Du reste, l'idée du régime exclusivement lacté n'est pas une nouveauté ; on trouve des exemples de sa mise en pratique chez presque tous les peuples. J'exposerai ailleurs les raisons qui font reculer tant de femmes devant cette dernière charge de la maternité.

Le Coran impose l'allaitement maternel pendant 4 ou 5 ans. Quelques Européens ont cherché à décrier cette pratique en disant « qu'elle était une conséquence obligée de la polygamie. »

Elle est, au contraire, fondée sur la plus saine observation des besoins de l'enfant, et les législateurs qui aiment à laisser aux religions la vulgarisation de l'hygiène, devraient se pénétrer du mérite de cette judicieuse prescription et ne pas craindre de l'emprunter à l'islamisme.

« En Calédonie, les femmes ont toutes l'habitude d'allaiter leurs enfants pendant trois ans au moins et quelquefois pendant cinq ou six ans. » (Dr ROCHAS.)

« Cette manière de faire, ajoute le même auteur, vaut à ces populations sauvages la faculté de lutter avec moins d'insuccès contre les conditions désastreuses de leur nourriture et de leur habitation. »

M. le docteur Farr, de Londres, attribue la proportion moindre des morts parmi les jeunes enfants de la Suède et de la Norwége « au régime exclusivement lacté adopté par les peuples de ces régions en apparence si mal partagées. »

On m'a montré comme curiosités, à quelques années d'intervalle, deux enfants, l'un de 4 ans, l'autre de 5 ans, tous deux encore allaités par leur mère. J'ai rarement vu des enfants plus beaux, plus robustes, plus sains, au teint plus frais, au ton de chair meilleur, en un mot, mieux faits pour prouver l'excellence de l'allaitement maternel très prolongé.

Je regrette qu'il se rencontre parfois des auteurs éminents dont les écrits semblent contredire mes recommandations.

« Trop longtemps continué, l'allaitement prolonge l'état de première enfance, ralentit le développement, s'oppose au progrès des forces. »

En s'exprimant ainsi, M. Lévy oublie les leçons de l'expérience universelle et ne peut avoir en vue que les enfants placés dans de mauvaises conditions ; car les phénomènes qu'il signale ne se montrent que si un lait appauvri est fourni par une mère souffreteuse ou mal nourrie.

Il est certain que, dans ces circonstances défavorables, plus l'allaitement se prolonge, plus l'enfant languit, souffre ou s'affaisse. Là, ce n'est pas l'allaitement qui est regrettable, mais *la condition malheureuse de la nourrice.*

M. Lévy ne le reconnaît-il pas lui-même lorsqu'il apprécie de la manière suivante les effets du mauvais lait :

« Le lait pauvre agit sur l'enfant nouveau-né comme l'alimentation insuffisante sur les adultes ; la diarrhée, les vomissements, parfois le muguet, toujours le dépérissement, voilà ses effets. »

C'est pourquoi je me crois le droit de soutenir que jamais un lait riche n'a arrêté le développement d'un enfant et ne s'est opposé au progrès de ses forces.

« Si l'allaitement maternel est un gage de santé pour la femme, il ne faut pas oublier que cet allaitement trop longtemps prolongé peut, en épuisant cette dernière, lui devenir aussi funeste qu'il lui avait été primitivement salutaire. Il ne faut pas oublier non plus que cet allaitement démesurément prolongé est aussi nuisible à l'enfant qu'il l'est à la mère. Un grand nombre d'affections ne reconnaissent souvent pas d'autres causes que le fait, pour ces petits êtres, *d'avoir sucé trop longtemps un lait beaucoup trop vieux.* » (M. BROCHARD.)

Quelques explications sont ici nécessaires pour justifier des opinions que ne semble pas partager M. Brochard :

Mon principal désir est précisément, au moyen d'un excellent régime, d'empêcher la nourrice de s'épuiser jamais. Or, M. Brochard admet cet épuisement comme naturel et presque fatal. L'hypothèse d'une prévention possible ne se présente pas à son esprit.

De là une différence inévitable dans nos conclusions. Certainement le mauvais lait est toujours *vieux.* Mais le bon lait ne l'est jamais. On l'appelle vieux uniquement parce qu'on n'a pas su lui conserver ses premières et bonnes qualités.

Donc, prévenons l'épuisement de la nourrice en lui apprenant à bien ou mieux manger, et nous préviendrons en même temps la vieillesse ou, pour parler plus juste, l'appauvrissement de son lait.

M. Michelet conseille à la jeune fille « de continuer son régime lacté jusqu'au plein développement de sa jeunesse, parce que ce régime est doux, calme et peu excitant. »

Cet illustre écrivain n'a pas pu donner les raisons physiologiques qui justifient la préférence qu'il accorde au laitage ; il est facile de combler cette lacune de son œuvre.

Le régime lacté est bon pour la jeunesse parce que celle-ci a des organes actifs, vivaces et capables de digérer toujours bien le laitage ; parce que le lait répond aux vœux connus de la nature et aux besoins du moment ; parce que la bienfaisante influence du lait est loin de se borner aux premiers jours de la vie, parce que le lait facilite le travail urgent de l'ossification et assure la permanence du bien-être ou de la santé, en présentant réunies les substances réclamées par l'économie, et que nul autre genre d'aliment ne fournit avec la même opportunité et la même abondance.

Pourquoi, en effet, une jeune fille, associant un peu de lait à ses autres aliments, cesserait-elle d'être heureuse, douce et calme ? Ces qualités ne sont-elles pas dues précisément à un état général excellent et créé de toutes pièces par la perfection continuelle du régime adopté ?

Quelques raisons particulières expliquent, en outre, l'obligation du régime lacté pour les nouveau-nés. Ces derniers apportent, en venant au monde, une charpente osseuse très-incomplète et ils ont besoin, pour la consolider, d'une quantité énorme de sels calcaires. Or, le lait contient justement les carbonates et les phosphates désirés. Aucun autre aliment ne fournit, à volume égal, une somme égale de sels de chaux, de soude et de magnésie. Ce simple rapprochement n'explique-t-il pas suffisamment la nécessité d'un régime spécial pour l'enfance ?

Il résulte de ces remarques que le lait le plus parfait sera celui où abonderont les sels calcaires. L'expérience confirme ces vues théoriques, et la physiologie comparée ne laisse planer aucun doute sur ce point important.

Depuis de longues années, les fermiers anglais ont pris l'habitude de fumer leurs prairies avec des *os pulvérisés*.

Grâce à l'emploi de cet engrais d'un nouveau genre, ils sont venus à bout de nourrir très-bien 40 vaches là où 20 vaches vivaient mal auparavant.

Voici comment on explique ce phénomène ou plutôt ce rendement imprévu :

Dans les prairies anglaises les sels calcaires sont peu abondants, parce qu'ils sont enlevés avec les produits annuels et ne reviennent jamais. En fumant ses prés avec des os pulvérisés, le fermier rapporte simplement un des éléments les plus indispensables à la bonne qualité de l'herbe. Mieux composée ou plus riche, cette herbe peut, sous un moindre volume, satisfaire plus tôt l'appétit d'une vache laitière. Celle-ci mangeant beaucoup moins, une seconde vache trouve de quoi se nourrir dans l'herbe économisée. Les produits seront donc doublés dans cette prairie où, en apparence, rien n'a été changé.

L'action fertilisante des os pulvérisés tient à ce que les sels de chaux, accumulés dans les os, répondent à un besoin spécial de la prairie. Par le lait tiré chaque jour, une quantité considérable de sels de chaux est enlevée à l'animal et, par suite, à la prairie. Si le sol n'est pas très riche en calcaires, il s'appauvrit et son herbe cesse d'être aussi nourrissante. L'animal compense cette imperfection accidentelle en entassant une masse plus grande de fourrages dans les vastes replis de son estomac. Il consomme plus, sans être mieux nourri, et la prairie s'épuise sans parvenir à l'enrichir davantage.

Il a donc fallu au fermier anglais autant de jugement que de talent d'observation pour deviner la nécessité de rendre à ses prairies les phosphates et les carbonates perdus, sous peine de ne voir jamais ces mêmes prairies recouvrer leurs vertus premières.

Ainsi l'engrais par les os pulvérisés démontre le rôle important joué par les calcaires dans la vie des jeunes mammifères et, quand une autre exigence surviendra chez eux, nous aurons une nouvelle substance à découvrir pour correspondre à ce nouveau besoin.

En un mot, la spécialité des engrais conduit

à l'augmentation des produits de la culture, comme la spécialité des aliments aboutit sûrement à l'amélioration du corps humain.

Puisque les nouveau-nés ne peuvent vivre bien qu'avec le secours du lait, il faut en conclure que ce dernier doit contenir en abondance les calcaires indispensables au développement de leurs os. C'est, en effet, ce qui a lieu.

D'après Berzélius, le lait contient des phosphates, des carbonates, des sulfates de chaux, de soude et de magnésie, du lactate de fer, des chlorures de soude et de potasse. Evidemment la nature n'a accumulé autant de substances chimiques dans le lait que pour répondre à un besoin du premier âge. En dehors du lait, où l'enfant trouverait-il réunis en aussi grande quantité les éléments spéciaux nécessaires à la consolidation immédiate de sa charpente osseuse ?

Si la loi générale que j'examine a tant de valeur et de portée, les infractions à cette loi doivent engendrer de nombreuses maladies. C'est encore ce qui arrive, et les conséquences de la violation de cette loi sont partout fréquentes et bien connues.

Considérons ces nuées d'enfants pâles, maigres, débiles, souffreteux, couverts d'éruptions, tristes ou grognons, auxquels des mères ignorantes s'obstinent à mesurer le lait avec une déplorable parcimonie, et qui le remplacent avec de la panade, des châtaignes ou des pommes de terre. Leurs os sont petits, mal développés, déjetés, courbés, ramollis ou cariés, parce que ce genre de nourriture ne leur apporte pas au moment opportun les calcaires indispensables à leur croissance normale.

Du reste, n'est-ce pas avec cette vieille méthode de l'alimentation prématurée que nous complétons chaque année notre riche collection de jeunes rachitiques?

Pourquoi l'huile de foie de morue, libéralement administrée aux déshérités de la lactation, produit-elle de si bons effets? Tous les auteurs s'accordent à dire que c'est parce que les enfants trouvent dans cette huile les phosphates et les carbonates dont ils sont, pour ainsi dire, *affamés*.

En d'autres termes, les maladies de l'enfance ont pour cause ordinaire la diminution du lait et son remplacement par d'autres ali-

ments. La faiblesse générale, cette mère féconde de toutes les misères du jeune âge,
apparaît, 19 fois sur 20, à la suite de ces deux
premières infractions aux lois de la nature.

Que de souffrances imméritées sont infligées
à de pauvres enfants par l'ignorance et l'entêtement des nourrices ! Que de maladies cruelles déciment certaines familles riches ou dans
l'aisance, et dont l'origine méconnue remonte
précisément à un refus d'une nourriture spéciale pour un âge spécial !

M. le docteur J. Guérin n'a-t-il pas démontré
que les chiens, des carnivores pourtant, sous-
traits à l'allaitement ordinaire et soumis au
régime exclusif de la viande hachée, *devenaient
constamment rachitiques?*

Preuve irrécusable que les défauts de la nutrition engendrent chez les animaux les mêmes
maladies que chez les hommes, et que partout
les mêmes erreurs hygiéniques produisent les
mêmes effets désastreux.

Lorsqu'il est bien compris, bien appliqué et
suffisamment prolongé, le régime de l'enfance
donne des résultats admirables et peut impri-
mer à la constitution les plus heureuses modi-

fications. On a dit de lui que, dirigé dès l'enfance vers un but déterminé, il est aussi capable d'aider à l'extinction des maladies héréditaires qu'à la diminution des affections accidentelles. Je partage cette opinion et j'ajoute que, quand un enfant naît dans des conditions fâcheuses au point de vue de l'hérédité, des soins habiles et prévoyants ne sauraient entourer trop tôt son berceau pour mieux conjurer les dangers de l'avenir.

On s'accorde à croire que l'iode fera disparaître le lymphatisme, et on espère que le sel, l'iode et le fer détruiront la tuberculose.

Quoi de plus sage alors que de nourrir longtemps et exclusivement l'enfant menacé d'une de ces terribles maladies, avec du lait de vache ou de chèvre rendu salin, iodé ou ferrugineux par une alimentation spéciale, préparée dans ce but et si aisément acceptée par les animaux ?

Combien d'autres essais dans le même sens ou dans une voie analogue eussent été faits, si on eût songé plus tôt à utiliser la puissance de la médecine préventive !

Mais les pères de famille ne voient que le

présent et ne s'inquiétent guère de l'avenir.
Ignorants ou apathiques, ils laissent froide-
ment les maladies héréditaires ravager leur
famille et plonger régulièrement dans le désespoir leurs tristes foyers. Les préoccupations
de fortune, de plaisirs, de vanité sont deve-
nues tellement absorbantes, qu'elles ne laissent
plus de place à la recherche des moyens d'a-
méliorer la santé.

Je connais des hommes fort instruits, haut
placés, riches et qui ne savent que se résigner aux conséquences possibles des vices héréditaires qui les menacent. Ils ne songeront à
protéger leurs enfants contre un mal immi-
nent, bien connu d'eux, que le jour où les
moyens curatifs arriveront trop tard. Leur
incurie et leur imprévoyance semblent vouloir préparer les victimes que la mort affec-
tionne. Je ne croirai jamais que les douceurs
de la fortune et les agréments de la table suffisent à effacer les souvenirs de ces rudes
épreuves et les regrets d'une coupable indifférence.

Aux yeux des gens du monde, le lait est un
aliment léger et digestible. C'est une grave

erreur ; le lait est très-lourd et très-indigeste. Il faut aux enfants, pour le bien digérer, cet estomac puissant, actif, vivace et façonné dans ce but par la prévoyance du Créateur. Le lait doit ses bonnes qualités à sa composition spéciale et pas du tout à sa digestibilité.

« Quand on mange du lait, on digère du fromage. » (J.-J. ROUSSEAU.)

Cet illustre philosophe aurait pu ajouter : « Et le fromage est très-difficile à digérer. L'enfant jouit seul du privilége de se jouer chaque jour avec les fatigues de ce travail intérieur. »

Transporté dans le meilleur terrain, le vieil arbre ne reprend jamais, tandis que le jeune arbre reprend partout. Un phénomène analogue se remarque à propos du régime lacté. Les aptitudes primitives se modifient avec l'âge pour l'homme comme pour l'arbre. C'est pourquoi un acte facile pour l'enfance devient un acte pénible, nuisible ou impossible pour la vieillesse.

Le jeune enfant et le jeune arbre ont tous deux cette perfection des fonctions internes et cette ardeur de vivre qui leur permettent d'utiliser les plus modestes conditions de leur fortune présente. Cette force spéciale que la nature prodigue à tous les êtres naissants, protége et sauvegarde les espèces animales et végétales; malheureusement elle se perd à mesure que s'augmente le nombre des années. C'est ce qui explique pourquoi l'aliment du jeune âge ne saurait convenir à l'âge mûr et surtout à la vieillesse.

En réalité, la convenance reconnue du lait pour les enfants, est justement ce qui doit rendre le lait plus suspect pour les autres périodes de la vie. Le sacrifice des habitudes de la jeunesse n'est-il pas un excellent moyen de diminuer les charges de la vieillesse? Les progrès en alimentation ne consistent-ils pas dans le soin de *manger ce qui convient et non ce qui plaît?* En d'autres termes, la *spécialisation* de la nourriture (qu'on me pardonne ce néologisme), peut seule nous procurer les avantages d'une robuste santé et d'une longue vie.

On comprendra mieux les difficultés de la digestion du lait quand j'aurai rappelé la série de ses transformations dans l'estomac et dans l'intestin.

Arrivé dans l'estomac, le lait subit aussitôt l'action du suc gastrique et se sépare en deux parties, le sérum et le caillot. Celui-ci contient le caséum et une partie du beurre. Le sérum dissout la partie sucrée et se couvre d'une légère couche huileuse qui est la seconde partie du beurre. Après cette double et rapide opération, la digestion commence.

Le sérum perd sa partie aqueuse par l'absorption stomacale. La portion huileuse ou plutôt butyreuse passe dans l'intestin, où la bile et le suc pancréatique l'émulsionnent et la rendent absorbable.

Le caséum exige pour sa dissolution un travail beaucoup plus long. Le suc gastrique l'attaque petit à petit, du dehors au dedans, et le fond très-lentement. Cent grammes de caillot, suivant les expériences de M. Blondlot, demandent trois heures et demie pour être entièrement dissous.

« Le caséum, pressé par l'estomac, se pelotonne en morceaux plus ou moins volumineux, que le suc gastrique redissout peu à peu. »

(M. BÉRARD.)

Une fois dissous par le travail stomacal, le

caséum se glisse dans la partie supérieure de l'intestin, où s'achève l'acte principal de la digestion. L'absorption commence ensuite plus ou moins loin, suivant les âges, et se termine sans incidents nouveaux.

L'ensemble de ces divers phénomènes constitue une œuvre complexe, longue et pénible, dont se jouent les organes puissants d'un jeune enfant, mais qui reste une cause d'affaissement, d'épuisement, pour les intestins de certains adultes et *de tous les vieillards*.

Pendant les premiers mois de la vie, la meilleure nourriture est fournie par le sein maternel. La nourrice remplace souvent la mère, mais ne la vaut pas.

Mis en nourrice chez de pauvres villageoises, les enfants, au dire des statistiques, meurent à peu près tous. Les paysannes indigentes ou mal nourries, ne fournissent qu'un lait peu abondant et sans qualités suffisantes. La fourniture de ce mauvais lait, quelque minime qu'elle soit, les épuise quand même, et d'autant plus vite que leur régime est plus imparfait.

L'enfant, mal sustenté, est forcé de compenser par la **quantité** l'absence de qualité dans le lait qu'il tette chaque jour. Et la nourrice ne cesse de s'écrier : *Mais ce nourrisson est insatiable! il m'épuise et me tue.*

Enfant affamé et nourrice épuisée ; ce double et malheureux résultat est presque inévitable. En effet, moins le lait est riche, plus l'enfant est contraint de revenir au sein, et plus l'enfant absorbe de lait, plus la nourrice voit ses forces diminuer. C'est un cercle vicieux dont les paysannes pauvres cherchent en vain à sortir.

La nourrice, qui sent son impuissance de mieux faire, s'effraie à bon droit d'une décadence organique dont elle devine la gravité. Dès lors elle n'hésite plus à entrer dans la voie des économies personnelles ; elle s'empresse donc *de rassasier* enfin son nourrisson avec les aliments vulgaires que vantent toutes les commères.

De suite la scène change et les accidents graves apparaissent. L'enfant, qui n'était que languissant, devient malade. Le mauvais lait de sa nourrice lui permettait à peine de soutenir sa frêle existence ; l'introduction des aliments prématurés le mine, le ruine et l'achève.

Comment pourrait-il en être autrement? Où cet enfant puiserait-il des moyens de vie, des éléments de défense ou de résistance?

Dans ces cas-là, je ne blâme pas uniquement une malheureuse nourrice qui fait déjà plus qu'elle ne peut. Du reste, sa position précaire ne la condamne-t-elle pas à l'apathie, à l'insensibilité, au découragement et au refus de se *sacrifier pour des étrangers?*

Mais je blâme énergiquement la mère qui envoie son enfant dans un milieu impossible et le voue, sans sourciller, à la souffrance et à la mort. Je blâme surtout les pères qui poussent l'indifférence, la négligence au point de ne pas songer qu'ils ne laissent en réalité à leurs enfants que ces deux alternatives : *ou mourir de faim, ou mourir d'indigestions successives.*

On comprend maintenant mon insistance à répéter aux véritables pères de famille : Choisissez avant tout une nourrice qui sache, qui puisse et qui veuille se bien nourrir elle-même. C'est la première garantie à exiger en faveur de l'enfant que vous allez lui confier. Autrement cet enfant a neuf chances sur dix de ne pas revenir sous le toit qui l'a vu naître.

Le lait de vache ou de chèvre peut très-bien servir à l'alimentation des enfants de quatre, six ou huit mois, pourvu que cette petite révolution diététique soit commencée avec prudence et conduite avec discernement. Ce lait animal devient alors une ressource précieuse autant qu'un moyen facile de soulager une nourrice pauvre, maigre, faible ou épuisée.

« Si une nourrice n'est pas en état de fournir une suffisante quantité de lait à son enfant, il faut y joindre une certaine quantité de lait de vache pour suppléer à ce défaut. »

(M. Donné.)

On commence par couper le lait animal avec un peu d'eau sucrée, d'eau d'orge en paille, puis on arrive progressivement à le donner pur. Chauffé au bain-marie, il est meilleur que froid. Il vaut mieux encore le servir chaud de sa chaleur naturelle, au moment de la traite, ce qui le rend presque semblable à celui que l'enfant puise au sein maternel.

Quand un enfant approche de 10, 15 ou 20 mois, il importe peu qu'il boive son lait animal chaud ou froid, sucré ou non, près ou loin de la traite; il est assez robuste pour le digérer toujours et très-bien.

Le lait animal est donc un supplément fort utile, parfois indispensable, lorsque, par exemple, le lait maternel s'appauvrit prématurément. Il peut devenir l'agent principal ou unique de la nutrition, dès que l'enfant atteint son dixième mois.

Je ne saurais trop rappeler ici que, mélangé avec les soupes ordinaires, le lait animal rend ces dernières plus nutritives et plus digestibles. Unies avec lui, les fécules, les semoules, les farines sont mieux acceptées et mieux supportées. Le lait leur apporte un élément spécial qui double leur valeur nutritive et diminue de moitié les difficultés de leur digestion.

« Du lait, toujours du lait, rien que du lait. »

C'est ainsi que je résume le régime alimentaire de la première enfance.

Au premier rang je place le lait de la mère, au second celui de la nourrice, et au troisième le lait animal.

Hors de cette méthode, de ces principes, je

le dis hautement, il n'y a pas de salut à espérer pour les enfants.

Je m'efforce de concentrer sur ce point essentiel l'attention générale, parce que je désire qu'on ne s'égare plus sur le véritable but à atteindre, *une bonne absorption ;* parce que cette recommandation domine et prime toutes les autres ; parce que je ne veux plus que les nourrices croient que les lotions froides ou chaudes, les frictions, les caresses, une excessive propreté peuvent conjurer une indigestion ; parce que l'art de bien manger *est tout au début de la vie* et le reste infiniment *moins important.*

Quand la nutrition est compromise, les *mille petits soins*, en dehors du régime, descendent à un rang secondaire. Aussi, mes visées étant plus hautes, m'occuperai-je fort peu des minuties de la toilette de l'enfant, minuties sur lesquelles l'accord se fera de lui-même entre les mères, tant la question est simple, compréhensible et déjà en voie d'amendement.

Le moyen de diminuer sensiblement la mortalité du premier âge sera trouvé le jour où nous marcherons franchement dans la voie que j'indique, voie que l'expérience et le bon sens n'ont jamais manqué de nous signaler comme la meilleure.

Si les lois que je viens d'examiner sont bien celles qui méritent le nom de *lois naturelles*, un danger doit naître pour l'enfant à l'heure même où on les enfreint.

C'est en effet ce qui arrive. Le danger s'est tellement multiplié, a pris des proportions si effrayantes, que la société entière s'en est émue. L'Académie de médecine a jeté le premier cri d'alarme, et des Sociétés nombreuses se sont formées pour protéger enfin les nouveau-nés contre les vieux préjugés, et prévenir la dépopulation de la patrie.

Je rends un sincère hommage à ceux qui ont ouvert cette glorieuse et si utile campagne. Je leur souhaite les succès que n'ont pas obtenus leurs devanciers isolés.

Les Sociétés protectrices de l'enfance seront-elles assez puissantes pour détruire la manie funeste et presque générale d'empoisonner les nouveau-nés avec une alimentation prématurée ?

J'ai presque honte de l'avouer ! Des médecins se sont rencontrés, assez oublieux des leçons d'une saine expérience et assez ennemis de la plus vulgaire observation, pour conseiller à des enfants de trois mois l'usage de la bouillie et de la panade !

« Ils ont vu, écrivent-ils, des enfants superbes vivre et grandir avec ce régime-là. »

Quelle singulière manière de raisonner? Si ce régime tuait tous les enfants, où serait le mérite de découvrir le mal et de le signaler? Le danger vient précisément de ce que les survivants entretiennent de perfides illusions, éternisent le doute et les erreurs d'appréciation, retardent des réformes indispensables, et nous rendent sourds aux cris, aux gémissements des nourrissons qui ont déjà un pied dans la tombe.

Plaignons ces confrères peu judicieux pour lesquels le livre de la nature ne s'est jamais ouvert ! Puissent les souvenirs de ces coupables erreurs ne jamais troubler leur paisible sommeil !

« De quatre à cinq mois, au régime lacté, jusqu'alors exclusivement suivi, on ajoutera quelques fécules légères, quelques crèmes de riz ou de pain, qui viendront encore en déduction du lait que la mère donnera à son nouveau-né. » (Dr BROCHARD.)

Je ne saurais me ranger à cet avis. Le pain, les crèmes, les fécules.... sont les causes ordinaires, anciennes et très-actives de la diarrhée, des coliques, des troubles ou désordres digestifs, dont la portée alors reste incalculable. Les nourrices mercenaires qui, d'après M. Brochard lui-même, se débarrassent de la moitié ou des trois quarts de leurs nourrissons, et, d'après M. Husson, cité par M. Brochard, en tuent jusqu'à 87 % dans la Seine-Inférieure et 90 % dans la Loire-Inférieure, n'ont pas recours à d'autres procédés. Ce genre d'aliments prématurés ne leur permet-il pas d'organiser et de pratiquer régulièrement parmi nous un continuel *massacre des innocents ?*

C'est probablement, de la part de M. Brochard, une concession aux habitudes prises, aux préjugés régnants. Mais je ne puis voir dans cette rupture avec ses bonnes habitudes, dans ce défaut momentané d'énergie morale, que le moyen infaillible de compromettre (sans aucune excuse valable, puisque les dents ne sont pas poussées, puisque faire autrement et mieux est si facile) la vie des jeunes enfants.

En d'autres termes, c'est une sanction, d'autant plus funeste qu'elle arrive de plus haut, accordée à une pratique désastreuse, vulgaire, presque universelle, que je regarde comme la plus hostile ou la plus fatale à l'enfance, et que je regrette infiniment de voir déparer un livre aussi recommandable que celui de M. Brochard.

J'ai dit que le nouveau-né avait reçu de la nature une aptitude spéciale, exclusive, celle de digérer le lait et de ne pouvoir digérer que du lait. Quand ses facultés digestives auront un champ plus vaste pour s'exercer, nous en serons prévenus par la terminaison de la première évolution dentaire.

Si la nourriture ingérée par l'enfant exigeait toujours une véritable mastication, le fait que je signale deviendrait trop évident. Mais, parce qu'il supprime la nécessité de la trituration, l'homme s'imagine avoir également supprimé les impossibilités ou les difficultés de la digestion intestinale. Et, cependant, cette dernière fonction devrait fixer uniquement son attention, tant sont grands les ménagements qu'elle exige et qu'elle mérite.

L'étude de la nutrition du jeune enfant est aujourd'hui descendue au rang d'une question de *consistance* dans les mets servis. La nature de l'aliment, sa composition et ses qualités ont cédé le pas à la plus vulgaire des considérations. Cela nous donne la mesure de la puissance intellectuelle de la majorité des nourrices. Ces dernières ne supposent aucune impossibilité d'être digéré *à l'aliment qu'elles ont eu l'art de réduire en bouillie!*

Et, pourtant, le premier effet des mets autres que le lait est de provoquer chez l'enfant des troubles plus ou moins marqués. Leur continuation fait succéder un dévoiement perpétuel à l'indigestion du début. Ce résultat est régulier, presque inévitable, tant les lois de la nutrition première ont leur rigoureuse inflexibilité!

Les mêmes faits, les mêmes résultats s'observent sur les animaux. L'expérience (citée plus haut et empruntée à M. le docteur J. Gué-

rin) des chiens devenant malades et rachitiques quand on substitue la viande au lait de
la mère, le prouve suffisamment. Si les animaux sont moins exposés que nous aux maladies et aux rachitismes, c'est parce que chez
nous les erreurs de régime sont infiniment plus
fréquentes et plus prolongées.

« Le premier désordre produit par l'alimentation prématurée, est un dérangement des
fonctions digestives. Les enfants nourris trop
tôt contractent une diarrhée incoercible, parce
qu'elle est incessamment entretenue et aggra-
vée par l'incessante action de la cause. »

(Dr J. GUÉRIN.)

Une première indigestion, même une seconde, ne soulèvent qu'un assez faible orage
intérieur et n'entraînent ordinairement pas de
conséquences bien fâcheuses. Mais si la même
cause continue d'agir, les coliques violentes
surviennent, les cris de l'enfant ne cessent
plus et les selles prennent cette teinte verte
trop connue des praticiens.

Cette coloration des selles en vert est le premier signe révélateur d'un péril possible pour
la vie de l'enfant. C'est la preuve de la révolte

de l'intestin contre une alimentation irrationnelle. Les mères instruites ne s'y trompent plus ; elles savent que les selles, vertes ouvrent la porte à ces redoutables maladies qui enlèvent trois nourrissons sur quatre dans certaines régions de la France et dans le cours de leur première année.

Les nourrices connaissent aussi la nature des troubles qui agitent les enfants dont les selles sont vertes. Mais elles s'obstinent à n'en pas vouloir tenir compte. Elles ont imaginé mille raisons pour dissimuler leur parti-pris, pour voiler les conséquences visibles de leur entêtement.

Je n'en ai pas rencontré d'assez loyales pour consentir à avouer que les désordres observés sont dus à une alimentation prématurée. Elles expliquent invariablement l'apparition subite du mal par l'action des dents, des vers, de la bile, du vent ou de la pluie. Et ces banalités, partout acceptées comme valables, suffisent à donner le change sur la nature réelle des souffrances des jeunes enfants, disculpent les nourrices et autorisent la continuation d'un régime insensé.

Quand elles arrivent à ce degré, les erreurs d'appréciation deviennnent un malheur public. N'ont-elles pas multiplié les chances de mortalité à ce point que l'on se demande si le peuple français résistera longtemps à une telle cause de dépopulation? Nos tables de mortalité nous offrent des résultats accablants :

« Toutes les tables de mortalité nous apprennent qu'il meurt un enfant sur cinq dans la première année et qu'il en meurt un sur trois avant la cinquième année. » (Dr H. ROGER).

D'autres auteurs sont encore moins rassurants, ils accusent dans les classes malheureuses une perte de trois enfants sur quatre, par suite des vices du régime alimentaire.

En vérité, les préjugés, les partis-pris, même quand ils ne provoquent pas des accidents mortels, ont pour effet ordinaire de transformer en long martyre la période de l'allaitement maternel. Par son agitation, par ses larmes et ses cris, l'enfant accuse d'abord ses malaises, ses coliques, ses souffrances ; bientôt un dévoiement persistant ne laisse plus aucun doute sur la nature des troubles observés.

Alors une franche inflammation naît dans

l'intestin, ou bien une réaction retentit sur le cerveau et détermine des convulsions qui enlèvent un enfant dans l'espace de quelques heures.

Je le répète, tous les enfants ne meurent pas lorsqu'on a recours à l'alimentation prématurée; l'aveuglement des nourrices ne résisterait pas à un pareil désastre. Mais ceux qui survivent par hasard ne doivent pas nous faire oublier ceux qui ont succombé. On comprend donc que les philanthropes se réunissent en Sociétés pour conjurer ce mal et protéger les nouveau-nés contre le fléau de l'ignorance.

Que de fois j'ai entendu des mères raconter en gémissant « qu'elles avaient perdu un fils, à l'âge de quatre ou six mois, au milieu des plus violentes convulsions et sans que rien ait pu les leur faire prévoir ! »

En causant amicalement avec ces mères désolées et en me gardant bien de heurter leurs idées, je les amenais à convenir que leur fils avait du dévoiement, des selles vertes ou couleur d'eau gommée, et cela depuis le moment où elles avaient introduit dans son régime la panade et la bouillie, comme des voisines le leur avaient conseillé. Cet aveu me suffisait.

Quand j'avais le malheur de vouloir les éclairer, de leur dénoncer nettement l'alimentation prématurée comme la cause unique de la mort de leur enfant, je les étonnais sans les convaincre.

Et cependant les accidents auxquels je fais allusion n'ont jamais d'autre point de départ. Les nourrices s'obstinent à nier ce genre de péril, parce que cela dérange les calculs de leur profond égoïsme.

Ah ! si les mères se désintéressaient moins dans ces questions du régime à préférer, elles saisiraient bien vite la liaison intime des deux propositions suivantes :

« Soumis trop tôt à l'alimentation prématurée, soit avec de la bouillie, soit avec de la panade, les enfants ont constamment le dévoiement, des selles vertes, et alors ils ne peuvent jamais compter sur un jour, sur une heure de vie, tant les accidents cérébraux et mortels surviennent rapidement. »

L'alimentation prématurée crée donc des périls sérieux, continuels, et constitue pour les nouveau-nés une espèce de période critique et terrible à traverser. Les enfants protestent à leur manière, c'est-à-dire par des cris et des larmes, contre les souffrances auxquelles les condamne l'inexpérience maternelle. Mais, impitoyables dans leur aveuglement, les nourrices ferment leur cœur à toute émotion, refusent de comprendre la valeur et la signification des cris, s'égarent dans des explications dénuées de sens, se grisent de leurs propres affirmations, et s'obstinent à mettre en rigoureuse pratique les tristes enseignements du commérage.

Un enfant n'a qu'une manière d'exprimer ses sensations, c'est en poussant des cris plus ou moins aigus. Il crie lorsqu'il a faim, il crie lorsqu'il est mal à son aise, il crie lorsqu'il souffre, lorsqu'il a des coliques, il crie pour appeler sa mère et obtenir ce qu'il désire. Il connaît bien vite la valeur de ce genre d'appel et Dieu sait s'il en abuse.

La majeure partie de ces cris est supprimée le jour où l'enfant n'a que la nourriture de son âge. Pourvu qu'il soit bien nourri, il cesse de faire entendre ses plaintes ou sa voix de solliciteur incompris.

Une digestion parfaite empêche à la douleur d'étendre sur lui sa main de fer. Eveillé, il reste gai, sautillant, et son bien-être se traduit en sourires pour tout le monde. Endormi, son sommeil est calme, profond et réparateur. Il croît vite et se développe très-bien. Sa belle constitution, son embonpoint, son ton de chair et sa fraîcheur rappellent le gracieux aspect de ces anges dont les peintres conservent précieusement la tradition, sans pouvoir hélas ! apprendre aux mères le secret de les reproduire à volonté. Et cependant, avec quelques notions hygiéniques et un peu moins d'égoïsme, combien il serait facile aux nourrices d'obtenir constamment de beaux enfants !

Puisse un Jérémie humanitaire composer en faveur des nouveau-nés des lamentations assez touchantes pour émouvoir le cœur des nourrices, et assez éloquentes pour faire pénétrer les lumières du bon sens jusque dans l'esprit de toutes les mères !

J'ai rangé la méthode de l'allaitement artificiel au troisième et dernier rang, parce que je lui reconnais de très graves inconvénients. Je tolère, sans le recommander, l'usage du lait animal dans une faible proportion à partir du quatrième, cinquième ou sixième mois, mais je n'accepte que comme une pénible extrémité son emploi exclusif dès la naissance, tant est grand le nombre des enfants qui succombent avant d'avoir pu s'habituer au lait des animaux.

L'allaitement artificiel a laissé à Paris les plus lugubres souvenirs. Ses résultats ont été si déplorables, qu'un auteur indigné a proposé d'inscrire au frontispice de l'établissement destiné à recevoir les jeunes enfants trouvés, et à les nourrir avec du lait de vache : « Ici on fait nourrir les enfants aux dépens du public. »

M. le docteur Mattéi, après avoir déclaré que « l'emploi des bouillies était la plus détestable des nourritures, dans les villes surtout, » propose, sous le nom d'allaitement mixte, une méthode qu'il réserve pour les mères dont le lait est insuffisant.

Généralisée avec prudence et discernement, cette méthode ne laisse pas d'offrir certains avantages.

Elle consiste « à donner le sein de la mère pendant le jour et le lait de vache pendant la nuit. »

L'enfant peut n'y rien perdre et la mère réaliser un triple bénéfice : elle dort bien, elle se fatigue peu et dépense beaucoup moins.

Malthus, l'illustre Malthus, a choisi l'allaitement artificiel pour base de sa grande méthode humanitaire. Il veut qu'on reçoive dans une maison d'allaitement artificiel tous les nouveau-nés, « afin, dit-il, d'arrêter le trop grand accroissement des populations. »

Où trouver une condamnation plus complète, plus sévère de l'allaitement artificiel? Il est évident que Malthus savait déjà que, dans les villes, sur dix enfants élevés au *biberon* ou au *petit pot*, on n'en sauvait qu'un ou deux.

Malgré cela, je ne condamne pas absolument l'allaitement artificiel. Je crois que ceux qui ne donneront à leurs jeunes enfants que du lait, du bon lait, sans aucun autre aliment, mettront beaucoup de chances heureuses de leur côté. J'ai eu à guider trois éducations de ce genre, et les trois enfants ont vécu.

Si les tentatives d'allaitement artificiel sont le plus souvent désastreuses, cela vient de ce que partout on joint au lait la bouillie, la soupe ou la panade. L'enfant meurt alors du fait d'une alimentation prématurée et l'allaitement artificiel n'est plus en cause.

Le lait de vache ou de chèvre réussit très-bien lorsqu'il est pris seul, absolument seul, et lorsqu'il est fourni par le même animal ; mais lorsqu'il est uni avec d'autres aliments, il est incapable, huit ou neuf fois sur dix, de conduire les enfants jusqu'à la fin de leur première année.

Quand on y est contraint par certaines exigences de la vie sociale, on peut donc essayer de nourrir un enfant uniquement avec du lait et en ayant soin que ce lait provienne invariablement du même animal.

« En ce qui concerne l'alimentation artificielle qui consiste surtout dans la substitution du lait des animaux au lait de la nourrice, on en a confondu les effets avec ceux de l'alimentation prématurée. Le lait de vache, quand il est convenablement mitigé soit par l'addition d'une certaine quantité de sucre et d'eau, d'une légère décoction d'orge, n'est pas loin de valoir le lait de la nourrice, de certaines nourrices surtout. »

...... « Il ne faut pas que l'on confonde désormais l'alimentation artificielle avec l'alimentation prématurée et que l'on continue à mettre sur le compte de l'une les méfaits de l'autre ; on les a presque toujours associées, on a presque toujours donné, dès le début, aux enfants nourris avec le lait de vache, d'autres aliments, mais c'est à ces aliments et non au lait animal qu'il faut attribuer les fâcheux effets de cette alimentation vicieuse. » Dr J. GUÉRIN [1].

Il est inutile d'insister sur la nécessité de choisir, pour un allaitement artificiel, le meilleur lait possible, tant cette obligation semble naturelle.

Je rappellerai seulement, à ce propos, qu'une statistique anglaise nous annonce « que les maladies de l'enfance sont deux fois plus funestes dans les districts des villes que dans ceux des campagnes, parce que les enfants trouvent dans les villes un lait de vache falsifié et trop peu abondant, et à la campagne un lait pur, riche et abondant. »

La Société d'obstétrique de Philadelphie vient de publier de très sages conseils aux mères de famille. Je vais lui emprunter quel-

____

(1) *Discours à l'Académie de médecine de Paris.*

4

ques-uns de ses conseils, qui se rapportent aux sujets que j'ai traités moi-même :

« Baignez l'enfant une fois par jour dans de l'eau tiède.

« Evitez d'employer toute espèce de bandage serré.....

« L'enfant doit s'endormir de lui-même. Il doit être mis au lit à des heures régulières, et on doit lui apprendre de bonne heure à dormir sans être bercé.

« Ne donnez jamais de spiritueux, de cordiaux, de *carminatifs*, de sirops calmants, de gouttes soporifiques ; des milliers d'enfants meurent chaque année par suite de l'usage de ces poisons.

« Si l'enfant s'agite ou ne dort pas, c'est parce qu'il a faim ou parce qu'il est malade. S'il est malade, appelez un médecin. Ne cherchez jamais à l'apaiser avec des sucreries ou des gâteaux, qui sont la cause ordinaire de la diarrhée ou des autres maladies.

« Le lait maternel est la seule nourriture, qui convienne à l'enfant nouveau-né. Si la quantité de lait est suffisante, et si l'enfant se développe bien, il n'y a pas d'autre nourriture à donner. Si la mère n'a pas assez de lait, elle ne doit pas sevrer son enfant, mais suppléer au lait du sein en donnant du lait de chèvre ou de vache.

« Faites téter l'enfant une fois toutes les deux ou trois heures, et le plus rarement possible pendant la nuit.

« Enlevez l'enfant du sein dès qu'il commence à s'endormir.

« La femme doit éviter de donner le sein lorsqu'elle est très-fatiguée ou très-échauffée.

« Si, malheureusement, l'enfant doit être élevé sans le sein, il doit recevoir une *nourriture exclusivement composée de lait*. On doit donner le lait légèrement chaud. Le lait de chèvre est le meilleur, et ensuite vient le lait de vache. Si l'enfant s'élève bien de cette manière, il n'y a pas d'autre aliment à lui donner.

« Le sagou, l'arrow-root, les pommes de terre, la farine de blé, le pain, tous les produits vantés et toutes les substances contenant des fécules, ne peuvent pas et ne doivent pas être employées comme aliment chez les enfants du premier âge.

« Dans la saison chaude, faites bouillir le lait aussitôt qu'il vous arrive, puis déposez le vase dans l'endroit le plus frais de la maison, sur de la glace si cela se peut, ou dans un vase contenant de l'eau. Le lait placé sans soin dans une chambre chaude se gâte rapidement et devient impropre à l'alimentation.

« Si le lait ne convient pas à l'enfant, une cuillerée à bouche d'eau de chaux doit être ajoutée à chaque biberon.

« Ne sevrez jamais un enfant peu de temps avant ou pendant la saison chaude, ni, en règle générale, avant qu'il ait passé le *second été*.

« Si le nourrisson ne se trouve pas bien du lait maternel, il ne faut pas le sevrer pour cela, mais le nourrir en partie au lait animal.

« Quelque petite que soit la quantité de lait maternel, on doit cependant la conserver soigneusement pour le cas où l'enfant deviendrait malade. De cette façon, on sauve souvent la vie d'un enfant, lorsque tous les autres moyens employés ont échoué...

« Lorsque l'enfant a dépassé un an, on peut

donner un peu de viande finement hachée ; mais, même alors, le *lait doit encore être la principale nourriture.* En tous cas, il faut éviter de donner les aliments que mangent les grandes personnes [1]. »

On a fait, il y a quelques années, beaucoup de bruit autour de la soupe Liébig. Quoique je ne puisse rien ajouter à son insuccès en France et à ses tribulations à l'Académie de Paris, je tiens à expliquer la divergence des opinions exprimées à propos de cette soupe trop vantée.

La fatigue qu'elle cause vient de la farine que les enfants digèrent mal et souvent ne digèrent pas. Le peu de vertu nutritive qu'on ne lui conteste pas est dû au lait qui entre en grande proportion dans sa composition.

De là cette conclusion logique : puisque la farine donnée prématurément fatigue les enfants, quelle que soit la forme sous laquelle on la leur présente, aussi bien dans la soupe de Liébig que dans notre vulgaire bouillie, il faut renoncer franchement à tout mélange où entre la farine et s'en tenir, jusqu'à dix ou quinze

[1] *Annales gynécologiques.*

mois, à l'usage du lait, dont l'expérience universelle a démontré les bons effets.

Quoi qu'il en soit et à titre de curiosité scien-
tifique, voici la composition de la soupe de
Liébig, d'après Liébig lui-même :

Cette soupe, dit son auteur, est l'aliment qui
remplace le mieux l'allaitement maternel, la
bouillie traditionnelle exigeant un long travail
de l'estomac pour transformer l'amidon en sucre et en dextrine. On évite ce dernier inconvénient en ajoutant à quinze grammes de farine quinze grammes de fine fleur de malt.
Pour suppléer au peu d'alcalescence de ces farines relativement au lait de femme, on ajoute
30,00 d'eau à 0,32 de bicarbonate de soude, et
l'on mélange l'ensemble intimement.

On délaie ensuite le tout dans 150,00 de lait
de vache, on place sur un feu doux, en reti-
rant dès que le mélange s'épaissit, pour le
replacer alternativement, en ne le portant à
l'ébullition que lorsqu'il reste fluide.

Après quelques minutes d'attente, la soupe
est faite. L'enfant peut la manger dès qu'elle
est refroidie convenablement.

M. le docteur Bouchaud a publié de très-cu-

rieuses et très-utiles recherches sur l'accroissement de l'enfant et sur la quantité exacte de
lait à lui fournir chaque jour. Je ne résiste pas
au plaisir de consigner ici ses remarquables
conclusions :

L'enfant naissant pèse de 2,500,00 à 4 kilo-
grammes. Il commence à perdre 100,00 de son
poids à la sortie du méconium, pendant les
deux premiers jours de la vie, et les regagne
du troisième au septième jour.

Du septième au cent-vingtième jour, il augmente de 20 à 25,00, et, à partir du cinquième mois, de 10 à 15,00 seulement par jour.

Cet accroissement régulier ne s'obtient qu'à
l'aide d'un lait pur, riche et abondant.

L'enfant peut téter de 40 à 50,00 le premier
jour de la vie ; 150,00 le second ; 400,00 le
troisième ; 550,00 le cinquième, et il continue
ainsi de téter de 550,00 à 750,00 jusqu'au
cent-vingtième jour.

A partir de cette époque, la tétée varie de
850,00 à 950,00 par jour.

L'enfant tette huit à dix fois les premiers jours
et le poids moyen de ces tétées est de 5, 15, 40,
55,00 les quatre premiers jours ; de 60 à 80,00
du premier au quatrième mois.

De six à sept mois l'enfant tette six ou sept fois par jour, et le poids moyen de ces tétées est de 100 à 130,00.

Si l'enfant de trois à neuf mois ne tette que de 450 à 530,00 de lait, les selles s'épaississent, deviennent rares et il urine moins. On croit alors que l'enfant est constipé ou échauffé. On lui administre force sirop de chicorée, qui augmente le désordre naissant, tandis qu'il suffirait, pour réparer le mal, de lui offrir un peu plus de lait.

Ces détails si précis, si exacts, si intéressants devraient être connus de toutes les mères de famille, surtout de celles qui sont forcées d'élever leurs enfants au biberon.

En définitive le régime de l'enfance est d'une incroyable simplicité, et je m'étonne que sur ce point les opinions aient pu varier autant. Supprimons par la pensée les erreurs connues, les préjugés qui en sont la conséquence, et les difficultés de l'application disparaissent immédiatement.

En parlant du lait, de son usage obligatoire pour les enfants, je n'ai jamais eu en vue qu'un lait de première qualité. Lorsque le lait est pauvre ou de qualité inférieure, qu'il soit fourni par une nourrice ou par un animal, il est trop évident que ses effets ne seront plus bienfaisants et justifieront mal les louanges que je n'ai pas cessé de lui prodiguer jusqu'à présent.

Avec le lait pauvre, mal composé, nous retombons forcément dans les tristes conséquences de l'alimentation insuffisante ou défectueuse. Cette loi est tellement générale et connue, que son énonciation dispense de la recherche d'autres preuves à l'appui.

Les femmes au teint jaune ou terreux, à la peau flétrie, aux chairs flasques, maigres, sèches, comme on en rencontre tant dans les campagnes des environs de Lyon, ne seront que de pitoyables nourrices, même pour leurs propres enfants.

Les vaches mal soignées, mal nourries, ou qui sont condamnées à vivre dans de misérables *pasquiers*, ne sauraient non plus nous fournir un lait sur lequel on puisse compter pour bien élever un enfant.

Né dans le Charollais, où le lait, grâce à d'admirables prairies, est toujours riche, abondant, parfumé et salutaire, j'ai pu en constater mille fois les merveilleux effets sur la première enfance et la jeunesse. C'est pourquoi je n'ai pas marchandé des éloges qui ne s'adressent en réalité qu'à un très bon lait. C'est pourquoi encore mes conclusions ne conserveront leur justesse et leur portée qu'autant qu'un lait d'excellente qualité servira de base aux expériences comparatives que je désire voir se multiplier.

Cette dernière condition de bonne qualité du lait est donc toujours supposée et je m'empresse de la déclarer indispensable. On ne saurait trop insister sur l'attention particulière qu'il faut apporter au choix du laitage destiné aux enfants. Un lait pauvre, qu'il sorte du sein d'une nourrice ou qu'il soit emprunté à un animal, ne produira, je le répète, que des effets proportionnels à la richesse de sa composition. Avec le premier lait venu, acheté par exemple aux laitières des coins de rue, on s'expose à un nombre incroyable de chances défavorables.

J'ai tenu à bien préciser ici ce point très-important, afin de n'avoir pas à y revenir.

Voici comment je résume le régime de l'enfance :

1° Pendant la première année, usage exclusif du lait de la mère ou de la nourrice. On prolonge avec avantage ce régime uniquement lacté jusqu'à l'âge de dix-huit à vingt mois.

2° Dès l'âge de six ou huit mois, adjonction possible, avec augmentation lentement progressive, du lait de vache ou de chèvre.

3° Une fois sevré, l'enfant ne doit jamais renoncer pour cela au lait animal. Il faut absolument qu'il continue à en boire le matin et le soir, pur, chaud ou froid, au sortir de la traite ou longtemps après, peu importe, ou bien mélangé avec chacune de ses soupes.

4° Assis à la table de la famille, l'enfant désire et demande ce qu'il voit manger à ses parents. Les mets qu'il convoite n'ont souvent pas d'autre mérite pour lui que de servir à ses voisins.

Une mère habile saura conjurer les périls de la satisfaction de cette douce manie. Le plaisir d'être agréable à un enfant ne doit pas faire oublier que le meilleur moyen de rendre inoffensifs ces mets tant désirés, c'est de les unir le plus souvent possible avec du bon lait de vache.

5° A partir de cinq ou six ans, la table commune sera celle de l'enfant. Je ne réclame pour lui que la continuation, matin et soir, d'une modeste et simple tasse de lait, et cela jusqu'à l'âge de douze ou quinze ans.

6° La nutrition assurée, sauvegardée et perfectionnée est le meilleur moyen de multiplier les chances de vitalité de l'enfant au berceau et de prévenir la dépopulation qui menace la France.

C'est donc sur ce point essentiel qu'il ne faut pas se lasser de rappeler, de fixer, de concentrer l'attention des mères et de ceux qui se préoccupent du triste sort des enfants.

En un mot, la succession de saint Vincent de Paul reste ouverte, non pour ceux qui recueilleront quelques enfants, mais pour ceux qui *populariseront l'art de les bien nourrir tous*.

II

LA BOUILLIE ET LA PANADE

—

Un jour arrive où des modifications dans le régime du jeune âge sont nécessaires, urgentes. Pour découvrir ce moment favorable, il faut observer et étudier comment aime à procéder la nature. Toujours sage et prudente, celle-ci marche régulièrement, mais sans aucune précipitation. Avec elle l'accroissement, les fonctions nouvelles, les perfectionnements internes attendent, pour s'accomplir, l'occasion propice et l'heure opportune. C'est pourquoi j'ai posé en principe qu'il valait mieux retarder les innovations alimentaires que hâter l'époque des changements de régime.

En cherchant à lire dans le livre immense que la nature étale à nos yeux et en consultant les données de l'expérience, j'ai reconnu que l'achèvement de la première évolution dentaire annonçait seul l'existence certaine d'une plus large aptitude digestive.

Aussi ai-je dû condamner l'alimentation prématurée non-seulement parce qu'elle provoque d'incessantes indigestions, mais surtout parce que les éléments dont elle se compose ne répondent pas aux besoins les plus essentiels de l'organisme.

Lorsque nous saurons adapter à chaque âge l'aliment qui lui convient, qui lui est destiné, nous posséderons enfin l'art de bien vivre, art qui prépare une longue vie après avoir assuré une belle existence.

Je connais peu d'aliments aussi nuisibles à la régularité des fonctions digestives et par cela même plus hostiles à la bonne santé des nouveau-nés que ces deux mets en apparence si inoffensifs : *la bouillie et la panade*. Je ne saurais donc m'élever trop énergiquement contre la funeste manie de les introduire le plus tôt possible dans le régime habituel des enfants à la mamelle.

Les premières impressions digestives laissent parfois dans l'intestin des souvenirs désastreux, des habitudes de constante irrégularité, en d'autres termes, une véritable infériorité fonctionnelle. On ne saurait donc trop mettre en relief les mauvais effets de l'alimentation prématurée.

M. Lévy avoue franchement « que l'alimentation prématurée est dangereuse. » Néanmoins il admet qu'on peut nourrir les enfants de quatre à six mois avec la bouillie et la panade, « deux mets, ajoute-t-il, spécialement convenables au jeune âge, » comme si ce n'étaient pas là deux mets parfaitement, absolument prématurés !

Outre une évidente contradiction, il y a là une faute hygiénique grave, signalée même par J.-J. Rousseau, et à laquelle « les suffrages de nos mères », invoqués par M. Lévy, ne sauraient valoir aucun pardon.

Car cette niaise question de consistance mise de côté, en quoi ces mets diffèrent-ils des autres, au point de vue de la digestion ? N'offrent-ils pas, au contraire, à l'élaboration des intestins une résistance trop souvent invincible ? Ne doivent-ils pas alors figurer avec raison à la tête des aliments prématurés ?

La bouillie et la panade constituent donc deux aliments essentiellement prématurés et, comme tels, ne peuvent que donner lieu à des accidents plus ou moins terribles. Je n'en veux pour preuve que ces paroles empruntées à M. Lévy lui-même :

« Une alimentation prématurée est la source d'un grand nombre d'incommodités ou de maladies ; disproportionnée avec les facultés digestives de l'enfant, elle occasionne des diarrhées, des indigestions, des empâtements abdominaux, des gourmes, des éruptions diverses. C'est aussi là, comme l'a prouvé M. J. Guérin, l'une des causes ordinaires du rachitisme, l'organisme ne pouvant élaborer convenablement les matériaux qu'il reçoit, ni pourvoir, par leur moyen, à sa nutrition dans le mode physiologique de cet âge. »

Après avoir écrit ce passage, comment M. Lévy a-t-il pu s'oublier jusqu'à recommander des mets prématurés, comme la bouillie et la panade ?

On trouverait peut-être cette contradiction

moins choquante si elle n'aidait pas à perpétuer des habitudes meurtrières pour le jeune âge.

« C'est un abus malheureusement accrédité de donner aux enfants de la bouillie ; ce sont, à coup sûr, des nourrices mercenaires qui ont inventé ou du moins qui perpétuent l'usage de cette colle indigeste, parce que l'estomac de ces malheureux petits êtres une fois gorgé, ils ont moins besoin du sein. Ces mères empruntées prétendent faussement aussi que la bouillie apaise les tranchées. Ce qui peut les fortifier dans ce préjugé, c'est que l'estomac de leurs nourrissons étant rempli de ces mets épais et indigestes, ils sont engourdis jusqu'à la digestion imparfaite de ce mauvais aliment ; mais, lorsque cette espèce de stupeur est passée, ils annoncent par leurs cris les vices de leur digestion. » (Dr SAUCEROTTE.)

« L'expérience journalière démontre que les excitations produites sur les appareils digestifs par ces aliments (la bouillie et la panade) ne concourent qu'à susciter une fonctionnalité maladive, dont les premières conséquences sont l'hypertrophie des ganglions mésentériques, l'hypersécrétion de ces appareils ; aussi les nouveau-nés soumis à ces procédés d'alimentation anormale, anti-hygiénique, offrent bientôt la diarrhée et sont condamnés à des évacuations alvines et urinaires des plus fréquentes.

« Loin de profiter aux enfants, elles les épuisent, les détériorent en leur préparant pour l'avenir la succession de toutes les diathèses vermineuses, herpétiques, scrofuleuses, rachitiques, arthritiques et tuberculeuses. » (Dr CARON.)

Composée de lait et de farine de froment, la bouillie est d'autant plus nuisible qu'elle contient moins de lait et plus de farine. Le lait lui vaut seul l'innocuité relative qu'on remarque parfois. Dans ce mélange la farine représente la partie lourde et peu alibile. Les intestins d'un enfant ne sont ni assez développés ni assez robustes pour vaincre les difficultés attachées à la digestion des farineux.

De plus, ces derniers ne contiennent pas en quantité suffisante les matières spéciales réclamées par le jeune âge. C'est pourquoi l'usage prolongé de la bouillie amène alors dévoiement sur dévoiement. Si une inflammation intestinale ne suit pas toujours l'ingestion de ce mauvais aliment, l'économie n'en subit pas moins un contre-coup fâcheux, dont la durée se proportionne à la persistance de ce régime irrationnel.

Beaucoup moins digestible que la soupe ordinaire, la panade convient encore moins à l'enfant que la bouillie. Le pain qui a bouilli longtemps et lentement avec de l'eau, a perdu ses qualités de *pain levé*, est revenu à l'état de *pain non levé*, de pâte bouillie, de farine cuite, substances qui, outre leur manque de convenance pour le jeune âge, ont toutes le défaut d'être extrêmement indigestes.

L'absence du lait dans la panade prive cette dernière de la seule qualité qu'elle puisse avoir et la relègue au dernier rang des aliments de l'enfance.

Voici une expérience facile, visible, concluante et que j'ai conseillée parfois dans l'espoir de convaincre des mères obstinées, en les forçant à constater elles-mêmes l'action exacte et invariable de ce genre d'aliment. Conduite avec prudence, cette petite expérience reste constamment inoffensive :

Pendant un ou deux jours on donne à un enfant à la mamelle, bien portant et âgé de trois à six mois, un peu de bouillie ou de panade ; puis on observe ce qui va survenir.

Les remarques devront porter : 1° sur la gaieté de l'enfant éveillé, sur son état plus ou moins tranquille ; 2° sur la qualité de son sommeil et le calme de son réveil ; 3° sur la couleur et la consistance de ses selles.

La première nuit tout s'assombrit et la seconde tout se gâte. L'enfant n'a plus qu'un sommeil agité et troublé. Ses cris répétés accusent de violentes contractions intestinales, c'est-à-dire des coliques très douloureuses. Le dévoiement, même avec couleur verte des selles, ne tarde pas à apparaître.

Dès lors les doutes sur le fait annoncé et sur ses conséquences ne sont plus permis. L'indigestion est évidente.

La couleur verte caractérise presque toujours les mauvaises digestions du jeune enfant. Elle paraît et disparaît pour ainsi dire à volonté avec la cause productrice des troubles fonctionnels du tube digestif. Faut-il rappeler ici que cette couleur verte ne tient pas à la présence de la bile, comme on l'a cru pendant des siècles, mais uniquement à des sécrétions viciées par des indigestions successives ?

Pourvu qu'on s'arrête le troisième jour et qu'on revienne de suite à un régime convenable, cette expérience ne porte pas une atteinte sérieuse à la santé d'un enfant et le calme intérieur se rétablit bien vite. On pourra même tenter une seconde expérience un mois après la première, si celle-ci n'avait pas levé tous les doutes.

L'apparition annoncée des désordres que je viens d'énumérer a suffi pour ébranler des convictions fort anciennes chez quelques mères qui tenaient plus à leurs enfants qu'à leurs erreurs. Mais j'en ai rencontré d'autres dont je n'ai pu vaincre l'obstination. Un parti-pris inqualifiable vouait ces femmes à une incurable cécité morale. Le spectacle attristant des souffrances de leur enfant n'est pas parvenu à ébranler leurs chères et folles créances.

On dirait que les préjugés, en envahissant certaines natures, chassent de leur cœur la pitié et la sensibilité aussi bien que de leur esprit la rectitude et le sens commun.

Soumis très jeunes à l'usage de la soupe, de la bouillie et de la panade, les enfants succombent-ils tous ? Non, certainement. Les exceptions, je l'ai déjà dit, entretiennent de perpétuelles illusions chez les hommes superficiels et même chez quelques médecins fort recommandables. Seulement un enfant sur deux ou trois mourra dans le cours de la première année, à la suite des maladies provoquées par ce régime insensé. Eh bien ! c'est cet enfant qu'il s'agit de sauver et qu'on sauvera en ne lui donnant ni bouillie ni panade pendant la période de l'allaitement maternel obligatoire.

Pour les enfants qui survivent, le dénouement est moins brusque, mais le spectacle n'en reste pas moins triste et affligeant. Je vais examiner les principaux phénomènes qui accompagnent l'usage, supposé inoffensif pour les nouveau-nés, de la bouillie et de la panade.

Première période. L'enfant a du dévoiement, des coliques, des selles vertes. Il crie, il s'agite ; il souffre et la souffrance, en se prolongeant, ne peut varier que du plus au moins. Ces divers symptômes ont la même origine et la même signification ; ils indiquent la peine qu'éprouvent les intestins à supporter d'abord, à expulser ensuite un aliment peu convenable et peu alibile.

Pendant ce temps-là, le lait, qui fait encore partie du régime suivi, continue à entretenir à peu près l'organisme, à moins qu'une franche inflammation intestinale ne vienne supprimer toute digestion. Car un mauvais mets a le double tort de ne pas nourrir et de troubler la nutrition. Le mal qu'il cause n'est rien en comparaison des troubles fonctionnels qu'il provoque, c'est-à-dire *du bien qu'il empêche*.

Deuxième période. L'enfant souffre de plus en plus des vices de son alimentation. Cependant il vit. Ses fonctions intestinales s'achèvent tantôt moins bien, tantôt très-mal. On l'appelle alors un *enfant désagréable et de mauvaise venue*. Il se développe lentement et grandit peu. Maigre, chétif et pâle, il est grognon, pleureur et ne sourit jamais. Son visage plombé décèle des souffrances continuelles. Son ventre volumineux est le siége de violents borborygmes. Ces derniers ne sont eux-mêmes qu'une bruyante protestation contre le régime adopté. Chaque nuit des coliques douloureuses réveillent l'enfant et lui arrachent des larmes avec des cris aigus. Sous l'influence de ces cris répétés, les veines de la peau deviennent saillantes et le visage conserve une teinte légèrement bleuâtre. Des convulsions par réaction sur le cerveau sont alors possibles tous les jours. Un enfant dans cet état ne peut jamais compter sur une heure d'existence certaine.

Troisième période. Après avoir traversé péniblement une longue série de troubles intestinaux, les enfants arrivent à la phase des éruptions cutanées. Celles-ci envahissent la figure, le cuir chevelu, les régions anales, rarement les autres parties du corps. Elles donnent à ces petits êtres un aspect horrible et dégoûtant. Ce retentissement presque inévitable de l'alimentation prématurée est doublement fâcheux, puisque, en dehors des souffrances du mal lui-même, il prive ces tristes enfants des caresses de toute la famille. Qui donc se sent le courage de fêter, d'embrasser ces petits êtres quand une hideuse éruption les **défigure ?**

On ne se trompe jamais quand on reproche aux nourrices le mauvais état des enfants couverts d'éruptions. L'alimentation prématurée et l'eczéma sont, pour ainsi dire, inséparables. Les maladies de la peau chez les enfants prouvent donc, sans réplique, et les vices de leur régime et l'ignorance de leurs parents.

Les mères, je le sais, opposent à ces justes reproches ces deux axiomes de la médecine humorale :

« Les éruptions chez les enfants sont la santé du corps, » ou bien : « L'humeur qui s'en va est une garantie de bonne santé dans l'avenir. »

Je conviens que les éruptions à la peau sont très-souvent un moyen de dégager l'intestin. Ce bienfait par révulsion n'a pas échappé à l'observation des nourrices, parce que l'intestin éprouve aussitôt un mieux visible, en ce sens qu'il supporte avec moins de peine les charges d'une digestion toujours laborieuse.

Mais il est encore plus vrai que, si le régime eût été mieux choisi, mieux dirigé, le besoin de cette révulsion ne se serait jamais fait sen-

tir. Avec un lait pur, riche, l'enfant digère
bien, et avec des digestions parfaites il conserve et sa bonne santé et ses sourires de paix
et sa figure nette, fraîche et rose ; enfin, les
parents ne sont plus exposés à prendre un
effet maladif pour un signe heureux ou pour
la garantie d'un bien futur. Et puis, une fois
la peau abandonnée aux ravages des éruptions
chroniques, qui peut prévoir le point précis
où elles s'arrêteront et l'époque de leur disparition ?

Aussi vais-je beaucoup plus loin : je voudrais qu'on utilisât la répulsion qu'inspirent
ces visages déshonorés pour appeler sur le
front des nourrices une honte salutaire. Je
voudrais qu'on profitât de ce malheur pour
décider les mères d'abord à un aveu franc de
leurs fautes ou de leurs erreurs, ensuite à un
retour immédiat à de meilleures habitudes
hygiéniques.

Quand on saura partout que ces hideuses
éruptions sur le visage des enfants accusent
et prouvent l'incurie, l'insouciance et l'ignorance des grands-parents, la réprobation publique produira certainement plus d'effet que

les sages exhortations de quelques hommes éclairés.

Puissent les cuisantes blessures de l'amour-propre ou les craintes de reproches mérités engager les nourrices à mieux comprendre leurs devoirs et à mieux diriger le régime des nouveau-nés !

Quatrième et dernière période. L'enfant a résisté à toutes les misères d'une alimentation déplorable et prolongée, mais c'est aux dépens de sa force et de sa constitution. Chaque jour amenant une souffrance nouvelle, chaque jour a été un pas de plus vers la débilité générale. Amoindri quant au corps, appauvri quant au sang, diminué surtout quant à sa force de résistance, il lutte dans des conditions extrê-mement défavorables. Le moindre vent d'orage maladif courbe sa tête ou le renverse et met un terme à d'interminables misères.

C'est alors que les os deviennent aisément malades. N'oublions pas que l'appauvris-sement de l'organisme arrête ou retarde leur développement normal. Tantôt ils s'incur-vent, tantôt ils s'amincissent dans leur corps pour se gonfler à leurs extrémités, tantôt ils se carient, se nécrosent ou se ramollissent.

En définitive, les enfants qui résistent aux dangers immédiats de l'alimentation prématurée sont voués quand même à de graves maladies et à des périls menaçants pour leur avenir. Ces souffrances appelées, accumulées sur leur jeune âge, les prédestinent au lymphatisme, au rachitisme ou à la tuberculose, et il ne leur est presque jamais permis d'espérer vivre toute leur vie.

La statistique s'est chargée de confirmer ces tristes prévisions. M. le docteur Donné nous apprend en effet que :

« La mortalité des enfants en nourrice à la campagne, où l'allaitement est le plus incomplet, est de 1 sur 3 ou 4 pour la première année, tandis qu'elle est seulement de 1 sur 7 dans les villes, où les nourrices sont plus intelligentes, plus soigneuses et peut-être plus surveillées. »

Pour diminuer une mortalité aussi effrayante, il faut attaquer le mal dans sa racine, c'est-à-dire graver dans l'esprit des mères ces deux principes, conditions essentielles de l'amélioration du sort des jeunes enfants :

1° Les mères doivent allaiter elles-mêmes leurs enfants ;

2° Le lait étant la nourriture unique imposée à l'enfance par le Créateur, rien ne peut le remplacer, pas plus la bouillie et la panade que les autres aliments.

Je voudrais que les Sociétés protectrices de l'enfance missent plus d'empressement à vulgariser ces deux principes qui répondent si bien au but de leur fondation, et plus de soins à en faire comprendre l'inflexible nécessité aux femmes raisonnables. Quand ces dernières seront convaincues que la bouillie et la panade sont excellentes pour ruiner la santé des enfants et l'avenir des familles, peut-être se résigneront-elles à renoncer franchement à tout ce qui ressemble à ce genre d'aliments.

III

LE SEVRAGE

———

Le sevrage est la terminaison naturelle de l'allaitement. Ces études seraient incomplètes si je passais sous silence cet acte de séparation définitive entre l'enfant et sa mère.

On sèvre un enfant lorsqu'on lui supprime l'usage du lait de sa nourrice.

On a malheureusement l'habitude de le priver en même temps du lait des animaux. Tous les accidents du sevrage proviennent de cette funeste inspiration.

Le bon sens indique, la raison exige que, par des transitions lentes, habilement ménagées, on s'efforce d'atténuer les contre-coups possibles de cette petite révolution alimentaire, afin que celle-ci puisse s'achever sans inconvénients pour la mère et sans danger pour l'enfant.

On atteint ce double but en diminuant successivement le nombre des tétées ordinaires, et en les remplaçant par une quantité proportionnelle de lait animal. Grâce à cette simple précaution, le jour où la mère refuse son sein, ne se transforme plus en un jour d'angoisses pour elle et d'épreuves maladives pour son fils.

La privation du sein maternel, dès l'âge de six, huit ou dix mois, a beau être une source connue d'affections plus ou moins graves, on s'obstine quand même à doubler les dangers de cette transition en supprimant le seul mets qui aide à mieux supporter les fatigues attachées à un changement de régime.

Comment qualifier une conduite qui, sous prétexte de favoriser le développement d'une aptitude nouvelle, aboutit à doubler les obstacles qui s'opposent à la venue rapide de l'aptitude désirée ? Puisqu'il le faut, que l'on accueille sur la table de l'enfant à sevrer

quelques mets autres que le lait, rien de mieux.
Mais à l'époque et pendant la durée du sevrage,
puisque le lait est seul capable de bien nourrir l'enfant, que l'on réserve encore la première
place au lait animal.

En général, on croit que l'éruption des premières dents indique l'époque précise où le
sevrage peut se commencer. C'est là une grosse
erreur, que j'ai déjà signalée et contre laquelle
je ne saurais trop m'élever. La sortie des premières dents signifie simplement que l'organisme se prépare, et pas du tout qu'il soit prêt
à traverser cette période critique. L'habitude
et le désir de sevrer vite ou trop tôt les enfants
tiennent à ce que cette différence n'a jamais
été ni bien comprise, ni clairement indiquée.

L'aptitude à digérer des aliments autres
que le lait n'existe naturellement qu'à l'époque
où l'éruption des dents s'*achève* et non pendant
qu'*elle débute ou se continue*. L'évolution dentaire exigeant de vingt à vingt-huit mois pour
se terminer, le lait doit pendant deux ou trois
ans former la base principale (je ne dis pas unique) de toute bonne alimentation.

En adoptant l'usage de l'allaitement très

prolongé, les Turcs, les Calédoniens, les Suédois, ont donc montré un bon sens et une justesse d'appréciation que les Français ne possèdent pas au même degré.

M. H. Roger n'admet le sevrage que vers le quinzième ou le vingtième mois, et « quand les mâchoires sont garnies d'au moins une douzaine de dents. »

Ma conclusion sera-t-elle d'engager les mères à nourrir leurs enfants pendant trois ou quatre ans? Pas du tout. Je me réserve de louer cette belle conduite chez les femmes qui donnent ce bon exemple ; mais, connaissant la faiblesse générale des constitutions, les charmes de la paresse, la force des préjugés et la prompte lassitude qui succède aux résolutions courageuses du début, je m'explique trop bien pourquoi les mères essaient de se soustraire le plus tôt possible aux charges réellement écrasantes de la maternité.

Je veux même, pour leur prouver mieux la part que je prends à l'excès de leurs misères, leur enseigner un moyen presque certain de sevrer sans danger leurs enfants vers le sixième ou le septième mois.

Ah ! si chaque mère consentait à nourrir elle-même son enfant jusqu'à l'âge de six mois, combien je croirais avoir atteint un but hautement humanitaire en leur apprenant à diminuer la longueur ordinaire de l'allaitement maternel à l'aide d'un moyen aussi simple qu'inoffensif !

J'ai dit que, jusqu'à l'âge de quinze ou vingt mois, l'enfant ne devait manger que du lait ; ici j'ajoute que du cinquième au septième mois, rien ne s'oppose à l'introduction graduelle du lait animal dans le régime du jeune enfant. Conduites avec prudence, ces innovations n'offrent pas d'inconvénients et aboutissent promptement au résultat désiré, c'est-à-dire à la tolérance du lait de vache ou de chèvre par l'enfant, et ce dernier vivra bientôt avec le lait animal comme il vivait auparavant avec le lait de sa mère.

Mon bon vouloir pour la mère ne me fait pas oublier les besoins impérieux de l'enfant. Il s'agit ici de concilier deux intérêts, celui de la mère et celui de l'enfant ; le lait animal me fournit fort à propos les éléments de cette double et heureuse conciliation. Avec la subs-

titution graduelle d'un lait à un autre, les charges de la maternité ne diminuent-elles pas à
volonté, et les fatigues pour l'enfant d'un sevrage prématuré ne sont-elles pas supprimées ?

Il suffit donc de remplacer peu à peu le lait
de femme par le lait animal pour que l'enfant
traverse sans périls, sans fatigues, souvent
sans s'en apercevoir, l'époque redoutée du sevrage. La transition ainsi ménagée cesse en effet d'être dangereuse, parce que le *régime varie, mais ne change pas.*

La quantité de lait animal à substituer chaque jour au lait maternel se proportionne à
l'âge de l'enfant, à son appétit, à la puissance
de sa digestion, à la perfection de sa nutrition
et beaucoup à la valeur des raisons qui décident une mère à économiser son lait et ses
forces. Les économies nocturnes sont les plus
fructueuses pour la mère.

A mesure que l'enfant grandira, la nourrice augmentera la quantité de lait de vache à
substituer au sien. Bientôt elle ne présentera
son sein que deux ou trois fois par jour et, à
l'heure où ce léger appoint viendra à lui man-
quer, l'enfant le remarquera à peine. Dans

tous les cas, il l'oubliera vite et se trouvera sevré sans secousses et sans accidents.

Que l'on veuille sevrer un enfant à six, huit, douze ou quinze mois, la conduite à tenir ne change pas. Le lait animal doit faire les frais de cette courte et pénible période ; c'est alors un agent préservateur par excellence. Avec lui et pourvu que l'on ne néglige pas les précautions que je viens d'indiquer, le sevrage n'offre plus aux maladies l'occasion de se manifester et de décimer les enfants.

A partir du cinquième ou du sixième mois, une mère peut donc cesser d'allaiter son enfant, en substituant à son propre lait celui qu'elle empruntera à la même vache ou à la même chèvre. Plus l'enfant sera jeune, plus il faudra exclure de son régime ce qui n'est pas du lait, surtout au début du sevrage. Cette uniformité, nécessaire jusqu'au douzième ou quinzième mois, perd de son importance à mesure que l'âge augmente. Peu à peu on unit au lait quelques-uns des mets de la table commune, et cette union, suivant les exigences de la constitution, et dans des proportions variant avec l'âge, devra se continuer jusqu'à l'âge de trois , quatre ou six ans.

Je ne saurais trop insister sur les avantages de cette dernière union. La prolongation
de l'usage du lait animal permet d'apporter
impunément d'autres mets sur la table de l'enfance, et ces mets seront d'autant mieux sup-
portés, que le lait restera plus longtemps leur
fidèle compagnon. Les soupes ordinaires cou-
pées avec du lait constituent le meilleur aliment de l'enfant sevré. Les œufs, la viande
et les légumes devront eux-mêmes s'unir au
lait pour jouir de la plénitude de leurs vertus
nutritives.

En réalité, on peut avancer presque à volonté l'époque du sevrage, pourvu que la nourrice sache substituer convenablement à son
lait du bon lait de vache.

Grâce à ce puissant auxiliaire et grâce à lui
seul, l'enfant, je le répète, traversera sans en-
combre et sans accidents la période critique
d'un sevrage même prématuré.

Dominés par leurs idées fausses, quelques
grands-parents prétendent former un bon estomac à leurs petits-enfants en les *bourrant
jeunes* de mets grossiers et indigestes. Un es-

poir aussi mal fondé ne résiste pas au contrôle de l'expérience. Il y a près d'un siècle que Tissot a essayé déjà de prévenir ces écarts de l'opinion publique.

« Faites, disait-il, un bon estomac aux enfants, alors ils supporteront tout, mais vous ne le rendrez pas bon en leur causant de fréquentes indigestions. »

Tissot avait mille fois raison. Plus on éprouve les intestins d'un enfant par un régime irrationnel, plus on compromet pour l'avenir leur énergie fonctionnelle, et plus on prépare à l'homme fait une vie courte ou imparfaite.

Que les aliments appelés à remplacer le lait chez les jeunes enfants soient quelquefois inoffensifs, qu'on les retrouve même non digérés dans les selles, et cela sans avoir provoqué la moindre explosion maladive, ce phénomène, quoique rare, peut se présenter. Néanmoins défions-nous de ces trompeuses apparences. L'orage, dans ces cas, n'est jamais loin et peut éclater brusquement.

La tolérance d'un jeune intestin pour des mets indigestes est toujours de courte durée, et les réactions sur l'encéphale sont d'autant plus à redouter, que l'intestin paraît moins concentrer sur lui les effets des digestions laborieuses. A cet âge, les substances peu alibiles, peu convenables, développent très-vite la tendance aux inflammations, aussi bien sur la muqueuse du tube digestif que, par réaction sympathique, sur les méninges. Combien de fois n'avons-nous pas vu des convulsions soudaines venir enlever en quelques heures des enfants qui, à part une diarrhée légère ou une indigestion insignifiante, semblaient appelés à une longue existence ? Ce genre de danger diminue, sans disparaître tout à fait, à mesure que les enfants grandissent et se fortifient.

Avec plus de bonne volonté que de lumières et de raison, quelques pères de famille s'imaginent que la viande, qui les nourrit si bien eux-mêmes, ne peut pas ne pas convenir à leurs fils au berceau. Je dois relever encore cette vieille erreur.

Le lait est la viande du premier âge. L'enfance ne trouve pas dans la chair animale les éléments qui lui sont spécialement utiles. Les matières calcaires lui conviennent mieux que la musculine.

Le but principal, dominant des nouveau-nés est d'organiser, de développer et de consolider leur charpente osseuse. La vie musculaire sommeille longtemps chez eux et ne commence réellement que le jour où les os, bien formés, auront atteint un degré suffisant de résistance et de cohésion.

A mesure que décroît la nécessité du lait, l'utilité de la viande commence et augmente peu à peu ; la viande alors succède au lait, mais ne l'exclut jamais. Tous deux ont leur période d'action heureuse et leur moment d'opportunité. La viande continue et achève l'œuvre du régime lacté. Impuissante à l'ébaucher, elle la perfectionne plus tard et lui apporte alors ses meilleurs éléments de force, de vitalité et de durée.

La viande ne peut donc pas plus remplacer le lait chez l'enfant, que le lait n'est capable de remplacer la viande chez l'adulte et le vieillard.

En résumé, le sevrage cesse d'être une période critique ou dangereuse pour les enfants, lorsqu'il est dirigé par une mère éclairée, c'est-à-dire lorsque le lait animal reste la base invariable de l'alimentation nouvelle.

IV

LES DENTS

Quand on s'occupe de la première enfance,
il est impossible de négliger le vieux préjugé
qui accorde aux dents un rôle prépondérant
dans l'étiologie des souffrances du jeune âge.
Je vais donc examiner les phénomènes maladifs que l'on rattache à l'éruption des dents.

On admettait autrefois et on a enseigné pendant plusieurs siècles, que la nature avait une
peine extrême « à pousser les dents hors des
gencives. » Cette peine se révélait par des efforts de sortie souvent infructueux, c'est-à-
dire par des douleurs prolongées, et il en ré-
sultait une foule de maladies très-graves. On

en était venu à proclamer heureux les enfants qui ne payaient pas de leur vie les épreuves attachées à la sortie forcément laborieuse des premières dents.

La description de ces misères spéciales forme, dans certains cadres pathologiques, un ensemble connu sous le nom de *maladies de la dentition*.

Ces maladies dites de la dentition existent-elles ? ou plutôt les phénomènes décrits sous ce nom sont-ils réellement sous la dépendance de l'éruption dentaire ?

Sur cette question, les avis sont encore partagés. Mais un très grand nombre d'auteurs regardent l'histoire des maladies de la dentition « comme un conte de bonnes femmes pris au sérieux, ou comme un produit d'observations superficielles et mal fondées. »

La médecine antique nous a légué la majeure partie de cette pathologie singulière, acceptée sans contrôle suffisant et conservée par apathie. Le règne des maladies de la dentition n'a pu se prolonger jusqu'à nos jours que grâce à l'indifférence des uns et à l'horreur qu'inspire aux autres l'idée de combattre, de rectifier ou de détruire.

Il me semble bien difficile qu'un tel état de choses puisse durer plus longtems. Partout des voix autorisées affirment nettement que « les symptômes pris pour les effets de la percée des dents ne sont que des manifestations pures et simples des troubles de la nutrition. »

Là, comme toujours, l'erreur a eu le soin de s'abriter sous des mots heureux et choisis avec soin : « Les dents, écrit-on, sont obligées de percer les gencives. »

Evidemment une douleur atroce doit accompagner une telle opération. Cette douleur persistante *peut rayonner dans le voisinage,* avoir *des retentissements sur divers points du corps et revêtir les formes les plus variées.*

Telles sont les manifestations primitives ou secondaires qui ont servi, malgré leur origine hypothétique, à la composition du cadre très large des maladies de la dentition.

Cette théorie spécieuse ne repose cependant que sur un mot mal appliqué, sur une hypothèse et sur une erreur physiologique.

« Les dents écartent les gencives et ne les percent pas, nous répétait sans cesse M. Trousseau dans ses leçons cliniques et à son cours de thérapeutique ; elles usent, elles éloignent, et tout cela sans douleur, les gencives qui les défendent, les protégent sans les gêner, *mais ne les déchirent jamais.* »

Or, si l'on supprime les mots *percer, déchirer*, la sortie des dents perd son aspect alarmant et ses conséquences douloureuses. Ensuite l'évolution dentaire rentre dans l'ensemble des phénomènes physiologiques les plus simples de la vie enfantine. Rien ne prouve que la nature se soit montrée là moins habile et moins parfaite qu'ailleurs. C'est pourquoi tant d'auteurs en arrivent forcément à cette conclusion logique :

« Tant que l'inflammation respecte les gencives, les dents poussent sans douleur, comme les ongles et les cheveux. »

M. Henri Roger admet la possibilité des périls de la dentition, tout en reconnaissant « qu'on les exagère singulièrement. » Il regarde comme signes de la sortie des dents, la rougeur, la chaleur, le gonflement des gencives et les différentes sortes de stomatites qui les accompagnent parfois. Parmi les désordres dits sympathiques, il cite la diarrhée, l'agitation nocturne et les convulsions.

Je ne dis rien des symptômes buccaux, rares ou peu remarquables, ils ont en somme fort peu d'importance, ou bien, comme les aphthes et le muguet, ils sont les compagnons un peu effacés, les signes révélateurs d'affections beaucoup plus graves des intestins.

Quant aux désordres dits sympathiques, ils ne se montrent que chez les enfants visible-blement atteints de maladies intestinales. De plus, on les rencontre aussi bien chez eux, soit avant la poussée des premières dents, soit entre la sortie de deux dents, soit lorsque toutes les dents ont percé.

En réalité, ces désordres par sympathies organiques ne sont que des retentissements des vices de la nutrition ou des troubles pro-voqués dans l'intestin, désordres que l'on peut reproduire presque à volonté en soumettant les enfants à un mauvais régime alimentaire.

M. H. Roger cite, à ce propos, le vieil adage des Latins : *Enfans totus in stomacho.* Axio-me aussi juste à présent qu'autrefois. M. Roger n'a pas remarqué que ce témoignage antique s'élève contre sa tendance à croire encore aux périls de la dentition. Et puis, comment la rigueur de la conclusion suivante a-t-elle pu échapper à sa logique et à son bon sens : Si l'estomac gouverne l'enfant d'une manière si absolue, que reste-t-il à l'influence supposée de la sortie des dents ?

Quand un trouble survient dans les fonctions de l'intestin, ne savons-nous pas que les réactions lointaines sont toujours possibles ? Pourquoi invoquer chez les enfants une cause chimérique ou du moins déclarée fort problématique, lorsque les lois physiologiques et pathologiques de la nutrition expliquent si bien les phénomènes locaux et les retentissements lointains ?

Suivant M. Abraham Jacobi, de New-York, les dévoiements des enfants viennent d'une nourriture mal choisie, trop abondante, ou de l'air chaud et vicié, *mais jamais de la dentition*.

Pour éviter les accidents, les méprises, les maladies et les erreurs d'interprétations, M. Jacobi voudrait « qu'aucun enfant ne parût à la table commune avant deux ans accomplis. »

M. H. Roger reconnaît et déclare, contrairement aux préjugés dominants, « que la seconde dentition ne provoque aucune maladie, excepté chez les enfants pauvres soumis à une mauvaise hygiène. »

Cet aveu a une grande valeur. L'hygiène reprend donc un rôle prépondérant, même pour M. H. Roger, et ne laisse plus la moindre place à l'influence mystérieuse de la poussée des dents.

Ceux qui tiennent absolument à attribuer une action nuisible à la sortie des secondes dents ont peu de chances de succès, car les enfants sont alors assez grands pour donner des indications justes et précises.

Lorsqu'un enfant parle, comprend ce qu'on lui demande, les erreurs sur l'origine d'un mal, sur ses causes sont beaucoup moins faciles. Ah! qu'on est vite forcé alors de reconnaître que les imperfections de l'alimentation provoquent seules les désordres maladifs, et que, en dehors des écarts de régime, les dents poussent sans douleur et sont parfaitement innocentes des retentissements mortels que les mauvaises langues s'obstinent à leur attribuer !

Que de médecins ont justifié le reproche an-

tique « de ressembler aux moutons de Pa-
nurge, de répéter ce qu'on a dit ou écrit avant
eux, d'aimer à suivre les routes frayées et
d'avoir trop rarement le courage de rompre
avec les commérages des siècles ! »

M. le docteur Delabarre cherche à s'affranchir du joug du passé ; il y serait parvenu sans
une affection exagérée pour le *sirop de dentition*.

« On a reconnu, dit-il, qu'une erreur bien
fatale avait présidé jusqu'ici aux soins donnés
aux enfants en travail de dentition. Cette erreur consistait à croire que les dents *perçaient*
les gencives de force, à la façon d'un poinçon
traversant du parchemin, et à attribuer aux
souffrances que devait produire cette perforation violente tous les accidents consécutifs, en
sorte que l'unique but auquel on s'attachait
était d'obtenir au plus vite ce percement.

« On a reconnu que c'était là une illusion,
puisque les gencives sont composées de tissus
tellement flexibles et élastiques, qu'un semblable percement était matériellement impossible ;
on a reconnu que les dents, et particulièrement
les dents molaires, à large surface, en compri-

mant les gencives en dessous, les forceraient à se distendre outre mesure, mais qu'elles ne pourraient jamais parvenir à les percer. »

Enfin une théorie sur la sortie des dents est apparue il y a peu d'années. Voici comment elle nous explique la poussée des dents :

« On a découvert que les dents, une fois formées à l'intérieur des maxillaires, sont projetées au dehors par suite du développement, au-dessous d'elles, des os de la mâchoire, et qu'au fur et à mesure de leur marche progressive vers l'extérieur, il se forme en dessus de leur couronne *un petit bouton rouge*, sorte de champignon fongueux et charnu, chargé par la nature de ronger, de détruire et d'absorber au-dessus d'elles tous les obstacles qui pourraient s'opposer à leur sortie, de façon à ce que jamais les dents n'aient aucun effort à faire pour percer les gencives et paraître au dehors, leur passage se trouvant toujours ainsi préparé à l'avance.

« Les couronnes des secondes dents sont également surmontées d'un champignon fongueux et charnu, qui ronge, détruit et absorbe les racines des dents de lait, à mesure que ces secondes dents avancent pour les remplacer.

« Ce fait, d'une si haute importance, est acquis à la science : ce ne sont pas les efforts des dents pour traverser les gencives qui causent les désordres. » (M. le Dr DELABARRE.)

Bien entendu, je laisse de côté les idées de M. Delabarre sur le *prurit de dentition*, prurit qui n'a sans doute été imaginé par lui que pour favoriser la vente de son sirop de dentition, sirop que j'ai toujours vu ne produire aucun effet réel, utile ou spécial *sur les gencives supposées malades*.

En dehors du bicarbonate de soude ou *sel de Vichy*, le sirop de dentition ne contient que des substances à peu près inertes. Son action sur les gencives n'a jamais été qu'une supposition. Quand il agit, il agit uniquement sur la digestion, c'est-à-dire sur les troubles trop visibles des fonctions intestinales.

Employé en frictions sur les gencives, il sert à l'amusement des commères dont il flatte le plus cher des préjugés. Mais il est incapable de provoquer localement le moindre changement heureux.

Avalé et s'il arrive en temps opportun, il

peut agir à la manière des sels de Vichy et aider les enfants débilités, comme il aide les vieillards, à mener à meilleure fin des digestions laborieuses.

Quand les désordres de la nutrition se traduisent par des larmes et des cris prolongés, on remplace aisément et même avec avantage le sirop de dentition par un peu de sel de Vichy mélangé au lait de chaque jour ou aux boissons ordinaires.

Je n'ai aucune répulsion pour la séduisante théorie des tubercules fongueux et charnus ; je me borne à faire à son sujet une courte observation :

Les tubercules qui surmontent les premières dents se montrent aussi avec les secondes. Si une douleur quelconque était attachée à leur présence et à leur travail, cette douleur accompagnerait la sortie des secondes comme des premières dents, et les enfants, déjà grands à l'époque de la seconde dentition, pourraient fournir des renseignements précis sur leurs impressions de chaque jour.

Or, ces enfants bien nourris ne se plaignent jamais d'éprouver la moindre sensation pénible dans leurs mâchoires. Leurs secondes dents poussent sans douleur, sans prurit, quoique la racine d'une dent de lait soit plus dure à user avec un champignon fongueux et charnu qu'une simple gencive.

Puisque, suivant M. H. Roger, la seconde dentition ne provoque aucune maladie, *excepté chez les gens pauvres et soumis à une mauvaise hygiène*, je me crois donc en droit de conclure, avec raison, qu'on a mis sur le compte de la sortie des dents les troubles de la nutrition, troubles si nombreux, si variés, si faciles à naître dans la première période de la vie et sous l'influence du plus léger écart de régime.

Examinons maintenant les preuves non moins concluantes que nous réserve l'observation clinique :

Les premières dents naissent du sixième au huitième mois, et la dentition se complète à peu près entre le vingt-cinquième et le trentième mois.

Si les dents sont la cause des maladies dites de la dentition, ces maladies ne devront jamais apparaître avant ou après la période consacrée à l'éruption des dents ; c'est-à-dire qu'avant le sixième mois et après le trentième mois, on ne devra plus retrouver chez les enfants les affections qui attristent les mois intermédiaires. L'expérience vient-elle confirmer cette conclusion si simple et si logique ?

La clinique répond invariablement que les enfants mal nourris, quel que soit leur âge, quel que soit l'état de leurs mâchoires, sont soumis aux mêmes lois, c'est-à-dire aux mêmes maladies.

Avant six mois, époque où les enfants n'ont pas encore de dents à mettre, comme après trente mois, âge où le droit de se reposer est acquis aux deux mâchoires, nous voyons se reproduire des accidents pareils à ceux que l'on attribue à la sortie pénible des dents. Si les causes différaient, comme on le prétend, comment parviendrait-on à expliquer la similitude des effets ?

Donnons à un enfant de quatre mois de la bouillie ou de la panade, cet enfant criera, pleurera, aura des coliques, grincera même... des mâchoires, comme si les dents étaient prêtes à percer les gencives.

Supposons une indigestion à un enfant de

trois ans, cet enfant criera, pleurera, se plaindra de ses coliques, grincera des dents, absolument comme si l'évolution dentaire n'était pas achevée depuis plusieurs mois.

En un mot, les maladies intestinales des enfants commencent avant la naissance des dents, se continuent pendant et après leur développement, et conservent constamment leurs caractères propres et leur physionomie spéciale.

Si elles semblent plus fréquentes ou plus graves autour du sixième mois, cela vient de ce que, à cette époque, les essais d'alimentation prématurée et les imprudences des nourrices commencent sur une plus vaste échelle.

Victimes alors de l'ignorance générale, les enfants souffrent simplement des imperfections de leur régime, et pendant ce temps-là les grands-parents cherchent à excuser leur imprévoyance, à voiler les conséquences de leur aveuglement, en rejetant sur la sortie des dents la responsabilité de leurs propres fautes.

Continuer à incriminer l'évolution dentaire quand on persiste à braver les lois de l'hygiène du jeune âge, c'est se moquer de la logique autant que du bon sens et de la raison.

D'ailleurs, où sont les liens plus ou moins visibles qui existent entre les dents et les intestins ? On ne les connaît pas, on ne les découvre nulle part ; c'est là un détail dont on a cessé de se préoccuper. Ensuite, si ces liens échappent à nos moyens d'investigation, pourquoi disparaissent-ils chez les enfants bien nourris, chez les enfants capables de nous rendre compte de leurs sensations réelles, chez les grandes personnes au moment de la sortie des dernières molaires ou des dents de sagesse ?

Bien entendu, ce sont là des questions indiscrètes auxquelles on ne songe pas à répondre. Les fonctions visiblement dérangées des intestins expliquent et les cris et les souffrances et les retentissements sur le cerveau ; mais les commères du moyen-âge ont parlé, il faut bien s'incliner devant la sagesse de leurs arrêts !

Et pourtant toute l'histoire des maladies de la dentition ne s'appuie que sur des observations où la fantaisie a pris la place du sens commun. Les médecins autrefois passaient leur journée à percer *crucialement* les gencives des petits enfants ; aujourd'hui on a renoncé à une opération dont l'éruption mieux connue des dents nous démontre l'incroyable folie.

Quand on voit des aliments mal choisis produire, presque à volonté, chez l'enfant de cinq
à dix mois, une indigestion avec coliques, cris,
larmes, grincements de dents et même convulsions finales, comment peut-on oublier ou négliger les sympathies régulières, invariables
de l'intestin avec l'encéphale? comment oser
soutenir que ces symptômes ordinaires des affections abdominales ne doivent leur apparition
qu'à la sortie d'une modeste incisive?

Si les accidents divers qui nous révèlent les
désordres profonds de la nutrition sont moins
fréquents avant six mois et après trente mois,
c'est, je ne saurais trop le répéter, parce que,
dans le premier cas, on soumet plus rarement
et avec moins de persistance les enfants à un
régime autre que le lait, et parce que, dans le
second cas, la force acquise permet de supporter
beaucoup mieux les charges d'une digestion
laborieuse.

Les expériences comparatives sont faciles à
renouveler, et mes conclusions ne peuvent que
gagner à ce genre de contrôle.

Voici, par exemple, un enfant de six mois,
frais et bien portant parce qu'il est bien nourri.

Si l'on continue à sauvegarder l'intégrité de sa nutrition, on verra une dent, deux dents pousser, c'est-à-dire *percer*, *déchirer* ses gencives, et cela sans qu'il paraisse souffrir, sans qu'il cesse de se bien porter, de bien manger, de sourire et de sautiller.

A huit ou neuf mois, deux nouvelles dents naîtront avec la même régularité, la même innocuité, pourvu que les bonnes conditions de son alimentation soient rigoureusement conservées.

Avec l'alimentation prématurée, la scène change complétement. L'enfant est agité; il pleure et crie sans cesse; non parce que ses dents le tourmentent, mais uniquement parce qu'un régime insensé lui cause indigestion sur indigestion.

Voici un autre enfant de quatre ou cinq ans, auquel un hasard quelconque a fait perdre une dent de lait longtemps avant la venue de celle qui doit la remplacer, et qui a permis à la gencive de se cicatriser et de se refermer solidement.

Suivons sur cet enfant les sensations qui vont plus tard accompagner la sortie de la nouvelle dent, abstraction faite des accidents possibles d'inflammation causée par le froid.

Nous voyons alors, ce que j'ai observé avec tant de soins chez plusieurs enfants, la nouvelle dent surgir, s'élever, percer ou déchirer la gencive, s'étaler et acquérir toute son ampleur, sans que l'enfant, interrogé chaque jour sur ce point, s'en pláigne ou même s'en aperçoive.

On peut répéter ces observations spéciales à la sortie des dernières grosses molaires ou des dents de sagesse. En dehors de l'action inflammatoire du froid, aucune douleur, aucune sensation désagréable n'appelle l'attention des intéressés sur l'évolution dentaire dont les maxillaires sont le siége et font les frais.

En somme, toutes les fois que les enfants peuvent nous éclairer sur la nature de leurs impressions, sur l'origine de leurs petites misères, l'innocuité de la poussée des dents ressort avec une extrême évidence.

Défions-nous de ces bonnes femmes qui répétent à chaque instant : « Mon fils crie, pleure et souffre horriblement. Je prends son mal en patience, parce que je sais qu'il met ses dents. »

Osons enfin éclairer ces mères ignorantes et leur dire nettement : « Les souffrances de votre fils ne viennent pas de la sortie des dents, mais uniquement de l'impéritie de sa nourrice et des vices de son régime alimentaire. Vous attribuez simplement à la percée des dents les désordres provoqués par vos imprudences ou vos caprices en hygiène. Vous ne pouvez pas espérer tromper indéfiniment ceux qui ont horreur des chimères et qui aiment à remonter à la véritable cause du mal qu'ils sont appelés à guérir. »

Je prie de remarquer que je ne nie pas la fréquence et la réalité des troubles abdominaux; je les explique seulement d'une manière différente.

Je ne me contente plus d'une affirmation des parents; je passe outre, je vais plus loin, je cherche mieux et je finis par découvrir le vrai coupable, c'est-à-dire l'introduction d'un aliment prématuré ou la mauvaise qualité accidentelle du lait de la nourrice, soit par suite des écarts de régime de cette dernière, soit par suite des privations imposées par sa position malheureuse.

Quand je vois un enfant malade, autour duquel les commères s'écrient en chœur : *ce sont
les dents !* je laisse dire et ne discute jamais
avec elles. Je prie simplement la mère de me
raconter comment elle nourrit son enfant. Cette
demande doit être présentée avec beaucoup
d'art ou de bonhomie, si l'on tient à obtenir
l'aveu complet des fautes commises. Il ne faut
pas trop s'effrayer de quelques petits mensonges avancés timidement, puis soutenus avec
obstination. L'humanité n'est-elle pas partout
la même ?

Ces misères de la pratique médicale ne sauraient arrêter un homme habile et l'empêcher
de découvrir la véritable cause des troubles
existants. Faut-il ajouter que, pourvu que l'on
obtienne des nourrices la rectification du régime de l'enfant, la guérison du jeune malade
arrive très-vite, absolument comme si les dents
avaient cessé à l'instant même de déchirer les
gencives ?

Malheureusement cette manière d'agir obtient rarement l'approbation des nourrices.
Celles-ci croient devoir froncer les sourcils
quand un médecin refuse de descendre à leur

niveau, et se courroucer quand elles entendent mettre sur le compte d'une panade, toujours innocente à leurs yeux, les sérieuses indispositions de l'intestin.

Où sont les mères elles-mêmes assez éclairées pour oser convenir que les coliques, les cris, les grincements de dents de leurs jeunes enfants peuvent être la conséquence d'indigestion successives causées par une alimentation prématurée ? Tant l'opinion contraire a de séduction pour leur esprit prévenu ! On les embarrasse, sans les convertir, quand on leur dit :

« Que fait un homme tourmenté par de violentes coliques? Ne crie-t-il pas? ne s'agite-t-il pas? ne se roule-t-il pas sur son lit? ne grince-t-il pas des dents, comme vient de le faire votre enfant?

« Que penseriez-vous de celui qui soutiendrait que les dents, chez cet homme, sont la cause des souffrances éprouvées? Vous le déclareriez immédiatement atteint d'une incurable folie ! Et cependant, si les enfants pouvaient parler, s'expliquer et analyser leurs sensations, vous reconnaîtriez que ma supposition n'est pas plus ridicule que la vôtre ! »

L'enfant, dit-on, crie et serre les mâchoires parce que les dents, en voulant sortir, dénoncent sur place la cause première du mal.

Quelle singulière absence de logique, surtout aux yeux de ceux qui savent que l'ouverture des gencives ne présente aucun obstacle à surmonter !

Plutôt que d'avouer nos erreurs, nous aimons mieux quelquefois assigner à des faits très-simples des causes presque extravagantes !

L'enfant au berceau crie, s'agite, serre les mâchoires, parce que des coliques provoquent chez lui, comme chez les grandes personnes, des cris, de la douleur et des grincements de dents.

Chez l'adulte, où les doutes ne sont pas possibles, on s'enquiert vite de la cause du mal et on ne tarde pas à découvrir les mets coupables ou nuisibles. L'enfant n'a pas le même bonheur. Les lumières de la science et de la raison ont été impuissantes à le soustraire à l'empire des préjugés, et les nourrices continuent à s'égarer à la poursuite des causes chimériques.

Autre objection : « La tendance des enfants

à tout porter à leur bouche et leur habitude de mâcher sans cesse leurs joujoux, démontrent le genre particulier du travail dont les gencives sont le siége, et les efforts de l'enfant lui-même afin d'abréger le temps réclamé pour cette douloureuse évolution. »

Ici encore les faits sont très-mal interprétés. Les enfants n'ont qu'une pensée, qu'un but, qu'un désir : l'aliment. Ils n'ont qu'une sensation, le goût ; qu'un plaisir, l'action de manger. Aussi portent-ils à leur bouche tout ce qu'on leur livre, comme s'ils n'avaient que le sens du goût pour apprécier ou juger les choses. Ils ne voient, ils ne sentent, ils ne jouissent que par la bouche. Ce qui n'a pas un goût agréable, ce qui n'est pas un aliment, rentre pour eux dans l'ensemble des choses inutiles.

S'ils se plaisent à rouler des joujoux d'ivoire sur leurs gencives, c'est parce qu'ils continuent leur exercice favori, le seul qui les amuse, le seul qui leur rappelle leur dernier repas, le seul qui leur fasse prendre patience jusqu'à l'heure où une autre tétée deviendra possible.

En d'autres termes, chez les enfants à la mamelle, la vie animale, la vie par le goût, absorbe tout ; les mouvements constants de leurs mâchoires restent l'expression pure et simple de leur unique désir, de leur passion dominante.

Malgré la justesse de ces réflexions, je ne crois pas à la chute prochaine des préjugés nuisibles à l'enfance. Le peuple n'aime que ceux qui adoptent ses rêveries, partagent ses faiblesses et l'aident à colorer ou excuser ses erreurs. Cette singulière préférence de la société moderne décourage quelques amis de la vérité, occasionne de nombreuses désertions ou d'incroyables défaillances parmi eux.

Je ne puis expliquer autrement l'indifférence de tant de médecins sur ce sujet et leur tendance à respecter les croyances populaires. Ah ! il faut bien en convenir, les choses se simplifient si avantageusement pour celui qui se résigne au règne des préjugés ! En ne contredisant jamais les nourrices, on se crée des défenseurs enthousiastes parmi les mères, leurs amies ou leurs voisines. Le médecin qu'elles adoptent peut alors se reposer en paix et en joie. Tout lui sera permis, pardonné, et on le déclarera quand même un homme aussi habile que charmant.

J'ai rencontré, rarement, il est vrai, quelques mères assez intelligentes pour comprendre les lois de l'alimentation normale du nouveau-né. Je n'ai eu que du plaisir à les guider, tant leur envie de bien faire rendait ma tâche facile. J'ai pu, d'avance et sans craindre de me compromettre, leur donner cette triple assurance : 1º votre enfant n'aura pas de vers ; 2º il mettra ses dents sans aucune douleur ; 3º et il doublera ses chances naturelles de bonne santé.

Dans les conditions que j'ai indiquées, le résultat n'est pas venu me démentir une seule fois. Ces mères reconnaissantes m'ont offert et sont prêtes à m'apporter leur témoignage, si j'en avais besoin, pour généraliser plus vite ma confiance aux avantages de l'alláitement prolongé.

Autrefois le médecin consacrait une partie de sa journée à percer les gencives des enfants malades. Il ne croyait pas son temps bien rempli, celui qui n'avait pas ouvert dix ou douze gencives récalcitrantes !

A présent que personne n'ose plus se permettre cette opération, que devons-nous penser de la monomanie de la médecine antique? Cette incision *cruciale* et cruelle ne pouvait être et n'a jamais été efficace qu'en apparence, puisque les coliques, cause ordinaire des souffrances du jeune enfant, ne sont jamais d'une très longue durée. On ne l'a justifiée qu'à l'aide du fameux raisonnement : *Post hoc, ergò propter hoc.*

Si, deux minutes ou deux heures après l'incision, l'enfant se calmait, comme cela était possible et tout naturel, on proclamait le bienfait et l'opportunité de l'opération. Personne encore n'aurait osé soutenir que le résultat final était parfaitement étranger à l'opération elle-même, et qu'il n'y avait eu là qu'une simple coïncidence heureuse.

Quelques auteurs citent des cas de guérisons extraordinaires et dues en apparence à la perforation des gencives. Je veux bien croire à l'authenticité de ces récits, mais il est très facile de les expliquer autrement.

L'incision cruciale des gencives est fort douloureuse. Pourquoi son effet révulsif ou dérivatif ne retentirait-il pas jusque sur l'intestin travaillé par des coliques? La cautérisation du lobule de l'oreille par le fer rouge n'a-t-elle pas chassé quelques douleurs sciatiques ?

Néanmoins pendant combien de temps a-t-on employé ce moyen de guérison, prôné d'abord avec tant d'enthousiasme ?

Dans ces deux modes d'opérer, ne découvre-t-on pas une grande analogie dans les résultats obtenus, c'est-à-dire les mêmes effets révulsifs et les mêmes guérisons exceptionnellement posssibles ?

Ensuite une colique causée par des aliments peu convenables, cesse naturellement dès que l'intestin a pu expulser ou simplement déplacer le corps réfractaire à la digestion.

Dans ce cas, le temps est un élément de succès certain. Chaque heure qui s'écoule permet à l'intestin si actif de l'enfant d'expulser ou de conduire près du rectum l'agent provocateur des coliques supposées.

Découragé par l'insuccès des médications antérieures et ne sachant plus comment calmer les cris de l'enfant, le médecin se décide à percer les gencives qu'il croit coupables de tout le

mal, juste au moment où les contractions violentes de l'intestin allaient perdre leur raison
d'être, et l'opération pratiquée bénéficie d'un
résultat auquel elle n'a contribué en rien.

Quel est celui d'entre nous qui n'a pas été
surpris, sans opération préalable, même sans
cause appréciable, par une semblable interrup-
tion dans les coliques, c'est-à-dire dans les cris
et dans les douleurs des jeunes enfants ?

D'ailleurs on ne saurait trop faire observer
que, comparés aux insuccès, les succès restent
dans une désespérante infériorité. Et cependant,
si la perforation des gencives s'appuyait sur
une véritable opportunité, sur un fait vrai-
ment pathologique, les succès devraient être
aussi nombreux qu'ils sont rares, d'après l'axio-
me latin : *sublatâ causâ, tollitur effectus.*

Enfin la thérapeutique nous réserve une
preuve dernière et péremptoire : un peu d'o-
pium, en supprimant les contractions exagérées
de la tunique musculeuse de l'intestin, supprime en même temps les cris, l'agitation et
les souffrances de l'enfant.

Grâce à ce brusque arrêt des contractions intestinales, on guérit presque immédiatement

et pour un temps proportionnel à l'action de l'opium. Obtiendrait-on un résultat aussi rapide, aussi complet, si l'on avait réellement à combattre un obstacle mécanique, inflexible, tel que le laisse supposer la perforation des gencives ?

Coïncidence heureuse ou effet révulsif, on ne saurait donc voir autre chose dans les cas où réussit l'incision des gencives. C'est ce qui justifie le discrédit profond où est tombée l'opération qui nous occupe, et cela malgré la persistance de la croyance à la déchirure des gencives par la pointe acérée des incisives ou des canines.

Les lois mieux connues de la nutrition nous permettent de reporter uniquement sur les désordres de la nutrition, sur les contractions exagérées de la tunique musculeuse de l'intestin, la cause des troubles remarqués, et attribués par l'antiquité à la sortie supposée pénible des premières dents.

Aujourd'hui le médecin qui aurait encore la cruauté de torturer les jeunes enfants avec les trop fameuses incisions cruciales, passerait à bon droit pour un phénomène déplacé dans notre siècle et justiciable des plaisanteries des successeurs de Molière.

Avant de quitter ce sujet, je dois à la vérité d'avouer que la responsabilité des erreurs des nourrices retombe en très-grande partie sur les doctrines médicales du passé. Au fond des erreurs populaires en médecine ne retrouve-t-on pas toujours un souvenir des erreurs des médecins eux-mêmes ?

C'est pourquoi j'engage si vivement mes confrères à mieux observer, à se défier des récits de nos prédécesseurs, tant je suis convaincu qu'une étude plus attentive, plus approfondie nous débarrassera de l'hérésie des maladies de la dentition.

Comme bien d'autres, j'ai observé que la carie des dents chez les enfants de quatre, cinq ou six ans coïncidait presque toujours avec la permanence des désordres de la nutrition. Ces désordres, entretenus par l'usage continuel d'une nourriture mal choisie, exagèrent, dénaturent les sécrétions intestinales, et leur communiquent une acidité que l'on constate aisément avec le papier de tournesol. Une fois altérées par les défauts quotidiens de la digesion, les sécrétions finissent par se vicier dans oute la longueur du tube digestif, par s'acidifier et par corroder dans la bouche l'émail les dents de lait.

Un phénomène analogue ne se montre-t-il pas chez les femmes enceintes, auxquelles chaque grossesse, dit-on, *coûte au moins une dent ?* Les troubles prolongés qui accompagnent certaines grossesses déterminent aussi la viciation les sécrétions avec prédominance des liquides acides. Ceux-ci détruisent alors les dents d'une femme enceinte avec une étonnante rapidité.

Mêmes causes, mêmes effets. Je m'étonne que les mères de famille ne sachent pas demander à l'usage des alcalins le moyen par excellence de préserver leurs dents pendant le cours le leurs grossesses.

La carie prématurée des dents ne doit jamais passer inaperçue. Ce fait a une grande valeur hygiénique; il démontre une fois de plus la nécessité de choisir et de rechercher les bons aliments à tous les âges de la vie.

Quand je rencontre ce genre de carie, j'examine avec soin le régime antérieurement suivi et je découvre invariablement : chez l'enfant, la cessation prématurée de l'allaitement avec aggravation de l'usage d'aliments peu convenables ; chez les adultes, un régime déplorable avec accompagnement de troubles digestifs à peu près continuels.

La relation qui existe entre la destruction prématurée des dents et la perversion des sécrétions intestinales n'a pas échappé à l'observation de tous les médecins. M. le docteur Donné la signale avec insistance, ainsi que M. le docteur Gaubert.

« Les dents sont atteintes de la carie, chez les plus jeunes enfants, ordinairement à la suite d'une alimentation mauvaise ou insuffisante. » (Dr DONNÉ.)

« La carie et la destruction des dents sont déterminées par les affections chroniques des parties inférieures de l'intestin. » (Dr GAUBERT.)

On peut dire hardiment aux parents dont les fils perdent leurs dents très-jeunes : « Vous avez soumis votre enfant à un régime irrationnel et nuisible. La carie de ses dents prouve, outre le pauvreté du lait de sa nourrice, l'usage d'une alimentation prématurée. »

Ce reproche ne sauvera pas l'enfant victime

des fautes commises ; mais il finira par se graver dans l'esprit des mères, par attirer sur ce point important l'attention des pères qui regardent une bonne constitution comme le premier des biens à laisser à leur descendance.

Puissent ces faits visibles chaque jour, faciles à contrôler, impressionner vivement les grands-parents, les décider à oublier les commérages qui sont la base réelle des maladies de la dentition, et les engager à surveiller, à améliorer le plus possible le régime de leurs jeunes enfants ! Ce sera le moyen par excellence de nous débarrasser enfin des maladies de la dentition, de préparer des générations saines, robustes, de rendre la vie meilleure, plus agréable ou plus supportable, et de doubler nos chances ordinaires de longévité.

V

LES VERS

—

Comment un sujet si simple, si vulgaire a-t-il pu engendrer tant d'erreurs ? Ces erreurs, dont la naissance se perd dans la nuit des temps, ont envahi toutes les classes de la société et perpétué parmi elles les pratiques les plus nuisibles à la bonne santé des jeunes enfants.

En examinant brièvement l'étiologie des vers intestinaux, je continuerai le rôle ingrat auquel je me suis résigné, et qui consiste moins à innover qu'à rectifier les idées fausses.

Le nouveau-né est-il voué aux ascarides ?

L'infection vermineuse lui est-elle imposée par une loi de la nature ?

Évidemment non. L'enfant est simplement victime des vices de son éducation première. Les vers ne naîtront chez lui qu'à la suite d'une alimentation mauvaise continuée avec obstination.

Tant qu'ils seront bien nourris, les enfants n'auront pas à redouter les invasions vermineuses. Mais les vers naîtront, pulluleront, chez les riches comme chez les pauvres, tant que des fautes alimentaires se commettront tous les jours.

M. H. Roger déclare que « les maladies vermineuses, si redoutées des mères et des médecins d'autrefois, *sont le roman de la médecine enfantine.* »

Je partage son avis sur ce point aussi bien que sur le rôle très-important qu'il attribue aux indigestions. « L'indigestion joue un grand rôle dans la première et dans la seconde enfance. »

Gourmand par nature, l'enfant se donne de très-fréquentes indigestions, et celles-ci expliquent les diarrhées ou les maladies qui en

sont la conséquence, bien mieux que les vers
ou les dents.

On avait tellement exagéré l'importance
des vers dans la pathologie ancienne, que les
mères ont fini par ne voir que leur influence
dans les maladies du jeune âge. Les erreurs
médicales ne sont-elles pas la source première
des erreurs populaires ?

Cette exagération a de grands inconvénients. Elle gêne le praticien dans son traitement, augmente ses irrésolutions possibles,
l'entraîne encore parfois à la poursuite des
chimères et, quand elle ne l'égare pas tout à
fait, stérilise l'action de la thérapeutique, en
empêchant celle-ci d'être dirigée franchement contre la cause réelle du mal.

« On a toujours fait jouer un rôle beaucoup
trop important aux entozoaires dans les maladies du premier âge... Il est certain qu'on a
très-souvent attribué à la présence des vers
plusieurs maladies auxquelles ces animaux
sont entièrement étrangers. » (M. GUERSANT.)

Le même auteur cite l'opinion de Bremser,
« qui engage les praticiens à ne pas attacher
trop d'importance à la présence des vers,

quand il s'agit de déterminer la cause d'une maladie. »

Au lieu de chercher à détruire des vers qui peuvent fort bien ne pas exister, même ne pas naître, je crois plus sensé, plus utile de s'attacher exclusivement à prévenir l'apparition des troubles digestifs, cause première, cause unique de la production vermineuse spéciale aux enfants.

Supprimer les désordres de la nutrition, c'est-à-dire les conditions favorables à la naissance des vers, constitue donc une méthode infiniment supérieure à toutes les autres.

C'est pourquoi j'ai tenu à signaler comme cause principale, sinon unique, de la production des entozoaires, les troubles fonctionnels de l'intestin, troubles qui, après avoir créé le milieu favorable à l'apparition des vers, aident encore à leur développement et à leur multiplication.

L'enfant bien nourri est celui dont le lait compose la nourriture exclusive et invariable. Cet enfant-là doit échapper aux invasions vermineuses. L'enfant le plus exposé à ce danger sera, au contraire, celui auquel on a donné trop tôt des aliments autres que le lait.

Donc, les enfants sont d'autant plus exposés aux invasions vermineuses, qu'ils sont soumis plus tôt à l'alimentation prématurée.

Ces vues théoriques ont reçu partout la haute sanction de l'expérience clinique.

M. H. Roger déclare « que les helminthes. surtout les oxyures et les ascarides lombricoïdes, qu'on n'observe jamais quand le lait est leur nourriture exclusive, se développent aussitôt que les enfants adoptent la nourriture ordinaire, surtout quand la charcuterie figure parmi les mets préférés. »

D'où je conclus qu'il faut combattre ouvertement et détruire le plus tôt possible le vieux préjugé qui affirme que « le lait a le funeste privilége d'engendrer les vers. »

En substituant et en maintenant un innocent à la place d'un coupable, l'erreur nous a donné la mesure de son audace et de sa puissance. Il est vrai qu'elle n'a dû son incroyable succès qu'à la connivence de l'égoïsme féminin, sentiment dont les mères seraient obligées de rougir si elles n'avaient pas eu l'adresse de le dissimuler sous des raisonnements spécieux.

Une mère n'avouera jamais qu'elle recule devant les fatigues de la lactation, ce qui serait presque toujours la vérité. Mais elle annoncera bien haut qu'en recourant à une nourriture prématurée, qu'en sevrant son fils à l'âge de huit ou dix mois, elle n'écoute que les intérêts de son cher enfant, c'est-à-dire « l'espoir d'empêcher ou de diminuer la terrible invasion des vers. »

Ah ! comme les femmes se sont vite entendues pour accepter et défendre cette agréable théorie !

Soutenir que le lait donne des vers aux enfants, mais c'est tout bénéfice pour les nourrices. Ne doivent-elles pas à cette lumineuse inspiration :

1° Une excuse à leurs propres yeux ;

2° Une justification complète auprès d'une foule ignorante ou indifférente ;

3° La certitude de ne plus s'épuiser ;

4° La joie de pouvoir enfin réaliser quelques économies personnelles ?

Tout se résume en trois mots : triomphe de l'égoïsme.

En dévoilant un des petits mystères de la *franc-maçonnerie maternelle*, je sais que je m'expose à blesser des êtres ombrageux et vindicatifs. Cette perspective ne saurait m'empêcher d'essayer de détruire un préjugé capable à lui seul de doubler la mortalité du premier âge.

« En prétendant que le lait donne des vers aux enfants, dirai-je aux nourrices, vous n'avez qu'un seul but, celui d'échapper à la débilitation que vous croyez inséparable de l'allaitement. Eh bien ! vos craintes sont exagérées toujours et parfois sans aucun fondement. Néanmoins je m'engage à vous indiquer, dans l'article consacré au régime des nourrices, un moyen sûr d'allaiter longtemps, impunément, vos nouveau-nés, et cela sans *vous épuiser*. »

Je compte sur le bénéfice de cette promesse pour me soustraire à la condamnation méritée par mon excès de franchise.

Voici maintenant quelques preuves à l'appui de mes opinions :

« Les enfants à la mamelle sont rarement affectés de vers intestinaux avant l'âge de six mois. » (M. GUERSANT.)

Jusqu'à six mois, en effet, les enfants sont à peu près exclusivement nourris au lait, c'est-à-dire très-bien nourris, et les vers ne sauraient avoir prise sur eux.

Le lait empêche donc les vers de naître et ne les donne pas.

A partir de six mois, jusqu'à l'âge de trois ans, on voit s'accroître la proportion des enfants porteurs de vers, et, toujours d'après M. Guersant, plus ces enfants auront été sujets au dévoiement, c'est-à-dire aux indigestions provoquées par des aliments peu convenables, plus augmenteront les chances des grandes productions vermineuses.

« Au-dessus de l'âge de six mois, on les rencontre très-rarement (les vers), mais très rarement ; à peine trouve-t-on un ou deux ascarides sur plusieurs centaines d'enfants du premier âge, tandis que depuis trois ans jusqu'à dix on en trouve un sur un vingtième, et, dans quelques saisons même, un sur un plus petit nombre. » (M. GUERSANT.)

Nouvelle preuve de l'innocuité du lait, puisque l'augmentation des vers coïncide précisément avec son remplacement par d'autres mets. Notons encore que plus les enfants seront chétifs ou maladifs, c'est-à-dire la nourriture mal choisie, plus sera largement ouvert le champ de la production vermineuse.

Ainsi les vers commencent à naître chez les enfants juste à l'époque où les mères commencent l'usage des aliments autres que le lait. Ces derniers sont donc seuls coupables de la production des vers. Et pourtant, grâce à leur singulière logique, les nourrices sont parvenues à innocenter le vrai coupable, l'alimentation prématurée, et à incriminer l'innocent, le régime lacté.

« Tous les médecins ont remarqué que les ascarides lombricoïdes sont beaucoup plus nombreux en été et en automne, dans tous les pays où l'on mange une grande quantité de fruits et de légumes. » (M. GUERSANT.)

Cette dernière remarque vient à l'appui de ma précédente assertion : Les vers trouvent uniquement dans les vices du régime imposé aux enfants, les conditions favorables à leur naissance et à leur multiplication.

Lorsque des vers naîtront chez les enfants, j'espère à présent que les gens éclairés n'hésiteront plus à chercher dans les troubles d'une digestion laborieuse la véritable cause de l'apparition des helminthes.

Cette solution sensée ne saurait plaire aux commères et aux ignorants qui continueront, je le crains, à trouver plus habile de renverser les termes de ma proposition et d'accuser le lait « de donner des vers aux enfants. » La science et une plus saine observation viendront-elles jamais à bout de cette fausse et malheureuse créance ?

J'ai vu des mères trembler pendant que leurs jeunes fils se délectaient avec une large tasse de lait. Pour éloigner les périls qui assiégeaient et troublaient leur imagination, quelques-unes ne craignaient pas d'affirmer que leurs enfants détestaient le lait, quand, sous mes yeux, ces pauvres petits êtres absorbaient avec bonheur ce précieux aliment. Qui n'a pas assisté à des scènes de ce genre ?

Je ne saurais mieux terminer qu'en empruntant à un éminent confrère de Paris le passage suivant, qui résume d'une manière fort claire l'histoire des vers intestinaux chez les enfants de tout âge :

« Les causes de l'affection vermineuse sont une alimentation mauvaise, mal réglée, trop aqueuse, trop exclusivement composée de fécules, de fruits, une alimentation insuffisante ou trop abondante, mais imparfaite, certaines affections du tube digestif...., toutes choses qui reviennent, en dernière analyse, à un défaut d'équilibre entre les forces assimilatrices et les qualités des aliments, que M. Cruveillier regarde comme la cause la plus importante des affections vermineuses.

« Or, la notion de ces causes implique le traitement à suivre. Un régime diététique, stimulant, analeptique, réparateur, composé de substances animales, de viandes faites, convenablement cuites, rôties ou grillées principalement, l'usage du vin, celui des vêtements de laine, l'exercice, tels sont les moyens principaux à employer dans ce but, pour lequel on voit que l'hygiène réclame une bonne part. »

(Dr DEBOUT.)

En résumé, tout enfant nourri exclusivement avec du lait échappera à l'invasion vermineuse. Si, par exception, on voit survenir quelques vers, ils ne compromettront jamais la santé, à plus forte raison la vie, et un léger vermifuge les détruira.

Au contraire, tout enfant soumis à une alimentation prématurée devient presque forcément la proie des entozoaires. Ces faux aliments déterminent indigestions sur indigestions, puis de véritables entérites chroniques. Or, ce sont précisément ces inflammations lentes, successives, tenaces, qui passent à bon droit pour les agents préparateurs et producteurs des vers. Les mets peu convenables engendrent les entérites, et celles-ci créent l'atmosphère ou le milieu qui plaît aux vers, et favorise, excite ou décide leur éclosion.

De sorte que la suppression des entérites entraîne à peu près sûrement la suppression des entozoaires. En effet, ceux-ci perdent immédiatement leur raison d'être, puisqu'ils ne s'introduisent dans l'économie qu'à la suite des désordres provoqués dans l'intestin par de mauvais aliments. Leur absence chez les enfants bien nourris s'explique donc sans peine : les vers n'éclosent pas chez eux parce que les milieux sains leur sont contraires.

Je me suis assez longuement étendu sur ce

sujet, parce que je désire et j'espère la chute de certaines pratiques essentiellement nuisibles à la bonne santé des enfants en nourrice.

Ce n'est pas tout que d'avoir démontré l'incohérence et la fausseté des préjugés, on est obligé de revenir souvent et longuement sur ces mêmes sujets, pour assurer le triomphe des idées justes et saines. Ne sait-on pas que plus une erreur est choquante ou absurde, plus elle a de chances de jouir de l'appui des masses, qui semblent ne se plaire qu'à dénigrer les enseignements de la science moderne et à multiplier les obstacles aux progrès d'une hygiène raisonnée ?

VI

RÉGIME DES NOURRICES

—

L'amélioration du sort des nouveau-nés restera un espoir chimérique tant que l'on ne commencera pas par améliorer d'abord et perfectionner ensuite le régime des nourrices. La dépendance de l'enfant par l'usage forcé du lait n'équivaut-elle pas à l'union plus intime qui précède la naissance ?

Loin de chercher à séparer ce que la nature se plaît à unir de mille manières, je tiens à déclarer que j'étends sur la nourrice et sur l'enfant une sollicitude égale et que tous deux méritent également.

Mon but principal est d'obtenir que les mères allaitent elles-mêmes leurs enfants, parce que c'est le moyen par excellence de diminuer la mortalité du jeune âge, de multiplier les chances de longévité, et parce que la femme, en continuant jusqu'à la fin son rôle maternel, ne peut que fortifier sa propre santé.

Mais j'ai un second but que je poursuis avec non moins d'insistance, celui de rectifier les idées de la nourrice sur la nutrition et ses conséquences, celui d'amener les mères à se bien nourrir toujours, à se nourrir beaucoup mieux pendant les périodes d'allaitement, parce qu'il n'y a pas d'autre moyen efficace, certain, d'atténuer les charges de la lactation, et de préserver l'avenir de la femme et de l'enfant.

« Avec la faiblesse des mères commence celle de l'homme. » (HAHNEMAN.)

Il faut à tout prix que ces vérités élémentaires pénètrent et restent dans l'esprit des nourrices.

« L'ouvrier nourri de laitage et de farineux s'énerve et s'abrutit. » (E. ABOUT.)

Ce qui est vrai pour l'ouvrier l'est encore

plus pour la nourrice, qu'un sentiment de faiblesse envahit de plus en plus, sentiment qui détruit les meilleures volontés et stérilise les meilleures résolutions.

Si l'allaitement effraie, décourage autant les femmes, cela vient de ce que leur ignorance en a doublé les charges. La sécrétion du lait est une fonction comme une autre; elle a simplement quelques exigences spéciales dont la perspective n'offre rien de bien terrible. Elle n'entraîne l'affaissement corporel et la perte des agréments extérieurs que là où la voix de la science n'est plus écoutée. Pour détruire ce vieux préjugé, j'insisterai beaucoup ici sur les moyens, sur la double nécessité de préserver *la santé de la nourrice et l'avenir de la femme.*

Une mère a-t-elle toujours assez de lait pour nourrir son enfant? Ma réponse serait nettement affirmative si l'éducation des jeunes filles était mieux comprise, plus conforme aux vœux du Créateur. Mais le développement physique de la femme est abandonné au hasard. Quand nous ne nous soumettons pas aveuglément à de dangereuses exigences sociales, nous ne

savons que nous asservir à des habitudes vi-
cieuses ou ridicules.

On semble avoir oublié qu'une adolescence
vouée à la faiblesse ne prépare qu'une nubilité
difficile ou désastreuse. Les grands-parents s'é-
tonnent, quand a sonné l'heure de la maternité, de l'impuissance de leurs filles à en remplir les fonctions. Ils ont peine à admettre que
la responsabilité de cette impuissance relative
remonte jusqu'à eux, que leurs négligences
ou leurs erreurs se transforment en causes certaines de déchéance pour leur postérité.

La nature a doté la femme de toutes les aptitudes indispensables à son rôle de mère, et
comme tout ce qu'elle fait a un rare cachet de
perfection, son œuvre reste admirable tant que
l'homme n'est pas venu à bout, par ses fautes
de chaque jour, d'en altérer le caractère pri-
mitif.

On a donc raison de soutenir que, dans les
conditions ordinaires de la vie sociale, une
femme peut toujours fournir le lait nécessaire
à la nutrition de l'enfant qu'elle vient de mettre au monde. Les cas d'impossibilité réelle
rentrent dans les exceptions créées par les

vices ou les défauts de l'éducation moderne.

On a été jusqu'à prétendre qu'une mère, « quelque débile ou maladive qu'on veuille la supposer, nourrira mieux son enfant que la meilleure nourrice mercenaire. »

Sous cette forme absolue, cette assertion devient évidemment fausse et dangereuse. D'ailleurs, ne serait-ce pas le moyen assuré d'éterniser les diathèses pernicieuses, dont on ne saurait chercher trop tôt à préserver ceux qui ont à en redouter les effets ?

Les qualités exigées pour devenir une excellente mère sont peu nombreuses et fort simples. La jeune fille et la jeune femme devront tout subordonner à la nécessité et au soin de se fortifier, parce que la force est la meilleure base à offrir à la maternité future. Les mères ne cesseront plus de se préoccuper de ce but obligatoire pour elles : maintenir en bon état l'édifice commencé dès le bas âge et perfectionné pendant leur jeunesse.

En d'autres termes, l'art de se bien nourrir devra être pour elles le sujet d'une attention constante et, au besoin, d'une étude approfondie.

Mal nourries, comme elles le sont presque toutes, les nourrices s'épuisent promptement, sûrement, sans la consolation d'un devoir accompli, sans la compensation d'un grand bien produit. Qu'offrent-elles en réalité à leurs enfants ? Un lait pauvre, peu abondant, mal composé et sans vertus nutritives suffisantes. Avec de tels éléments, peut-on avoir de *beaux enfants*, espérer une *belle famille* ?

Quand l'éducation physique sera mieux comprise, je suis certain qu'on ne verra plus autant de jeunes filles épuisées même avant d'être mères, autant de mères débiles et trop évidemment incapables de faire face aux charges de la maternité.

« Il ne faut pas à un enfant une nourrice qui meure de faim. Que deviendra l'enfant confié à une telle femme ? Quel lait puiserait-il dans cette gorge flétrie et pendante ? Au lieu d'y trouver un suc réparateur, n'est-ce pas plutôt la mort qu'il rencontre dans ce liquide altéré qui l'empoisonne ? Certes, si son organisation si fragile ne vient pas à succomber aux maladies que l'épuisement amène, elle conservera des altérations sourdes, profondes, qui, pour toujours, lui feront une vie de douleurs et de misères. » (Dr GORLIER DE ROSNY. *Union médicale.*)

M. le docteur Gaillard émet la même opinion sous une forme légère et spirituelle :

« La meilleure nourrice est celle qui a le meilleur lait. Voilà une vérité digne de M. de La Palisse ; qui s'imaginerait qu'elle est contestée ?

« On fait valoir la tendresse de la mère ! C'est l'estomac de l'enfant qu'il faut soigner, et non son cœur.

« On insiste sur mille petits soins, mais toutes les lotions du monde ne valent pas un bon repas ! » (Dr GAILLARD. *Union médicale.*)

« J'ai constaté, en mainte occasion, la coïncidence de la diarrhée et même le développement du muguet avec la pauvreté du lait des nourrices. » (Dr DONNÉ.)

Pour moi, comme pour ces éminents confrères, la question de la préservation des enfants se lie intimement à la conservation de la bonne santé de la mère. Avec une nourriture qui pèche par défaut de qualité ou de quantité, les seins ne sécréteront qu'un lait détestable, et la mère et l'enfant ne pourront que décliner d'une façon désespérante.

« Quelques femmes chez lesquelles le plaisir et la coquetterie passent avant l'amour maternel, ne veulent pas nourrir de peur, disent-elles, de flétrir, d'abîmer leur gorge. Ce motif, quelque futile qu'il soit, devrait, si ces femmes connaissaient mieux les lois de la physiologie, les engager, au contraire, à s'acquitter de ce devoir sacré. La suppression rapide et forcée du lait flétrit plus les seins que l'allaitement. Les femmes grecques et romaines nourrissaient elles-mêmes leurs enfants, et tous les poètes, tous les historiens, tous les peintres de l'antiquité ont célébré leur beauté. Les Géorgiennes, qui sont les plus belles femmes du monde, ne doivent-elles pas à la coutume où elles sont d'allaiter leurs enfants, le privilége dont elles jouissent, de conserver jusqu'à un âge avancé l'élégance et la beauté de leur taille ? » (Dr BROCHARD.)

M. Brochard, pour avoir complétement raison, aurait dû ajouter : La gorge ne se flétrit pas quand un régime bien choisi est indiqué aux mères nourrices et adopté par elles.

Une nourrice, en mangeant mal ou en mangeant trop, sera dans des conditions également défavorables ; sa santé et la bonne venue de son nourrisson n'en souffriront pas moins. Les surcharges intestinales, suite des abus de la table ou du mauvais choix des aliments, détruisent, comme l'indigence, les qualités nécessaires du lait. Partout on a remarqué que les excès étaient encore plus nuisibles que les privations. Les nourrices épuisées se rencontrent aussi souvent sous les lambris dorés que sous le modeste toit du laboureur.

En un mot, la valeur du régime adopté peut seule nous éclairer sur les qualités du lait de la mère et sur l'avenir probable de l'enfant. Les animaux nous offrent sur ce point des preuves par analogie bien dignes d'attention.

Lorsqu'elles vivent dans de mauvais pâturages, les vaches restent maigres, chétives, et donnent une faible quantité d'un lait aqueux, bleuâtre, où la crème n'abonde jamais. Ce fait n'a pas échappé aux paysans, qui savent fort bien que la qualité du lait se proportionne aux vertus nutritives des fourrages.

Chez les femmes, les choses ne se passent

pas autrement. Leur lait ne devient riche et parfait que si leur nourriture est choisie ou régulièrement bonne. Sont-elles pauvres ou mal nourries? Leur lait perd la moitié de ses vertus nutritives, et la sécrétion de ce lait sans qualités réelles active d'une manière effrayante leur décadence organique. Dans les régions où règne la misère, les paysannes ne nous offrent-elles pas des exemples fréquents de cette rapide détérioration corporelle?

En effet, dès que ces paysannes encore très-jeunes ont allaité un ou deux enfants, il est impossible de n'être pas frappé de leur affaissement général, de leur décadence physique. Leur teint jaune, leur amaigrissement rapide, leur air abattu, leurs traits tirés, leur figure ridée accusent moins les fatigues de la lactation que l'absence ordinaire de mets substantiels.

Aussi indifférentes qu'ignorantes, elles acceptent comme fatales ces conséquences de leur dénuement intérieur. Pauvres plantes étiolées avant l'âge, elles languissent sans forces, sans grâces, et se traînent jusqu'au jour peu éloigné où un léger vent d'orage vient mettre un terme à leur triste carrière.

L'allaitement par une femme mal nourrie, constitue donc un danger permanent et pour la nourrice et pour l'enfant.

Si on a beaucoup plus remarqué les malheurs de l'enfant, c'est parce que la force de résistance de ce dernier étant très-vite épuisée, le nombre des jeunes victimes est bien plus grand et appelle ou fixe plus souvent l'attention du public. Mais les nourrices n'en éprouvent pas moins des contre-coups fâcheux, dont l'avenir ne tarde jamais à révéler l'extrême gravité.

M. le docteur Perrin, de Lyon, a essayé dernièrement de persuader aux femmes que « la suppression de l'allaitement maternel était dangereux pour leur santé. »

Posée en ces termes, cette proposition ne me paraît pas aussi vraie que le croit mon très-estimable confrère. Voici comment elle aurait dû être présentée pour éviter de justes critiques et conserver sa haute portée :

Toutes les fois qu'une femme, connaissant l'art de se bien nourrir, sera assez riche pour se procurer une alimentation suffisamment réparatrice, loin d'avoir à redouter les charges attachées à l'état de nourrice, elle pourra être certaine de trouver dans l'allaitement de ses enfants un bienfait, une source de forces nouvelles, en un mot, ce surcroît de vitalité qui, au dire de M. Perrin, « l'aidera à détruire le principe maladif dont elle était peut-être menacée. »

Je ne puis m'associer autrement à la bonne pensée de M. Perrin, parce que les positions aisées ne sont pas assez nombreuses, parce que l'art de se bien nourrir est trop peu connu ou trop mal appliqué. Dans l'allaitement tel qu'il se pratique de nos jours et tel que le conseillent une foule de médecins, je ne découvre que des causes rapides d'épuisement, d'affaissement, d'infirmités et de maladies.

« On prétend que l'allaitement est favorable à la santé de la mère. Erreur dangereuse. Chaque verre de lait que donne une femme, c'est un verre de sang qu'elle perd ; la grossesse épuise les forces, l'allaitement davantage. » (Dr GAILLARD.)

Les femmes pauvres, par impuissance de faire mieux, les femmes riches, par ignorance des lois d'une sage alimentation, s'entendent tacitement pour gaspiller leur jeunesse, leurs forces et leur santé.

Dans de telles conditions, on est bien forcé d'en convenir, l'allaitement reste une charge réellement écrasante et sans heureuses compensations possibles.

C'est pourquoi, instruites par leur propre expérience, les mères nourrices ne veulent à aucun prix croire aux *bienfaits futurs* de la lactation.

Voyez avec quel sourire ironique elles accueillent les hypothèses et les encouragements de leurs médecins!

Ayant expérimenté la vie de nourrice dans des conditions déplorables, elles s'inspirent de leurs souvenirs, de leurs pénibles impressions, et ne se gênent pas pour déclarer parfaitement illusoires les belles promesses de M. Perrin.

Les meilleurs raisonnements échoueront devant leur parti-pris, tant qu'elles ne comprendront pas que, pour être décisives et probantes, de telles expériences doivent se faire dans des conditions bien déterminées et plus favorables.

En attendant et une fois arrivées au terme d'un premier allaitement, les nourrices contemplent avec consternation les ravages éprouvés par leur corps, par leur figure. Adoucit-on une semblable affliction par la promesse « d'un surcroît possible de vitalité future ? »

Le souvenir des fatigues passées, le regret d'avoir compromis des formes admirées, la crainte de perdre ce qui a résisté à une première épreuve, conduisent ces mères désenchantées à un refus formel ou habilement dissimulé de nourrir un second enfant.

Au reste, il faut bien en convenir, en dehors de l'allaitement, les fatigues imposées à une nourrice sont incessantes et incalculables. La journée n'est-elle pas absorbée par les devoirs sociaux, les exigences du mari et les besoins du reste de la famille ? La nuit n'est-elle pas troublée par les appels, les cris d'un enfant affamé ou souffrant ?

Quel organisme peut résister longtemps et impunément à de telles causes de détérioration ?

Une mère n'oublie pas ces détails, leurs tristes conséquences, et, quand ses filles sont appelées à remplir le même devoir, elle sait les amener adroitement à convenir qu'elles sont *trop faibles pour nourrir.*

Ce prétexte, on le sait, répond à tout et a le rare avantage de contenter les plus exigeants. Combien de fois n'ai-je pas vu d'anciennes nourrices empêcher leurs filles de s'exposer à tant de peines, et à des causes d'une décadence corporelle qu'elles supposent inévitable !

Aussi puis-je affirmer que la crainte de perdre sa fraîcheur, sa beauté, ses formes gracieuses, décide seule les neuf dixièmes des femmes à se soustraire aux charges de l'allaitement. Elles n'avouent jamais qu'elles reculent devant la perte possible de leurs charmes extérieurs. Décemment ces aveux-là ne se font qu'à soi-même. Mais on devine ce qui ne s'avoue pas, et je crois que cette appréhension est le motif le plus décisif dans les résolutions prises.

Quelques mères ont parfois le courage de leur opinion et ne cachent pas le fond de leur pensée.

« Oui, m'a dit l'une d'elles, nous désirons, nous voulons avant tout conserver notre santé,

préserver notre beauté, parce que nous n'a-
vons pas d'autre base à donner à notre sou-
veraineté de convention ! »

Qu'opposer à une ambition si naturelle et si
nettement affichée?

Faut-il rappeler ici une petite comédie que
certaines femmes jouent si bien que les plus
avisés s'y laissent prendre? Celles-ci assurent
que, loin d'avoir dégénéré, elles ne doivent
leur faiblesse relative qu'à l'excès de leurs
belles qualités.

« C'est à force d'aimer, disent-elles, que
nous devenons des nourrices impossibles. Notre
cœur maternel bat si fort et si souvent, que
nous perdons le calme, l'appétit, le sommeil et,
par suite, la force nécessaire à la sécrétion d'un
bon lait. Moins aimantes, moins tendres et
moins parfaites, nous serions d'excellentes
mères de famille ! »

Est-ce assez ingénieux ? Comment leur en
vouloir de pécher par excès de délicatesse de
cœur et de sensibilité ? Ensuite elles ont l'air
d'être si malheureuses de ne pouvoir nourrir
leurs enfants !

Et ces mères aussi habiles que rusées prodiguent d'autant plus les marques extérieures d'affection, qu'elles ont la conscience d'avoir négligé le plus sacré de leurs devoirs, celui d'allaiter elles-mêmes leurs enfants.

Elles en viennent à placer sur le même rang les avantages certains d'un bon lait et les profits douteux d'une sollicitude exagérée. Ah ! ce qu'il faut aux enfants, ce sont moins les caresses qu'ils ne comprennent pas ou qui les ennuient, qu'une nourriture convenable, spéciale et qu'ils savent très-bien apprécier. Aussi ces pauvres enfants supportent les baisers prolongés et répétés avec une invariable impatience, et ont l'air de dire à leur mère : « Un peu de bon lait ferait bien mieux notre affaire ! »

Abordons maintenant une autre face de la même question. Comment les nourrices pourvoient-elles à la réparation de leurs pertes quotidiennes et incessantes ? Dans les conjonctures pénibles, difficiles où elles se trouvent, leur intelligence leur vient-elle en aide?

Pas le moins du monde ! Partout les nourrices continuent à manger au hasard les premiers aliments venus. Est-ce qu'elles savent que leurs habitudes culinaires doivent changer avec les conditions de leur vie nouvelle ? Ne sont-elles pas convaincues que, pourvu que leur estomac soit rempli, la réparation de leurs forces ne saurait rien laisser à désirer ?

C'est là cependant une erreur capitale ! C'est là la cause de tant de cruelles déceptions ! C'est de là que vient surtout le mal que je cherche à prévenir ou à détruire !

Obligée de fournir chaque jour une certaine quantité de lait, absorbée et fatiguée par le travail régulier du ménage, dormant mal et fort peu, assise à une table où n'apparaissent que des mets imparfaits ou insuffisants, une nourrice perd alors beaucoup plus qu'elle n'acquiert.

Aussitôt elle change, pâlit, languit, s'épuise, en un mot, *maigrit à vue d'œil.*

« Dumas, Boussingault et Payen pensent que lorsqu'une nourrice est privée d'aliments gras, elle fournit encore du lait, mais alors aux dépens de sa propre substance ; aussi la voit-on bientôt maigrir. » (M. LONGET.)

Pour une jeune mère, maigrir est un grand mal, presque un malheur. C'est le commence-

ment d'une transformation, et les transformations dans ce sens sont si rarement avanta-
geuses ! Comme elle avait raison, la douarière
qui disait à sa jeune amie :

« Ah! ma chère, tu es bien jolie, c'est vrai ;
mais aie bien soin de ne pas maigrir, sans
quoi tu es perdue ! »

Ce mot peint bien les préoccupations qui,
chez certaines femmes, dominent tous les autres sentiments. En effet, l'embonpoint joue
un rôle immense dans la vie de la femme jeune.
La diminution ou la disparition de la matière
adipeuse lui change la physionomie, lui ôte
son air joyeux, lui fait perdre sa fraîcheur et
ses attraits, c'est-à-dire la meilleure source de
sa puissance sur son mari. Quelle est la femme
qui assiste impassible à la chute de ses illusions, à la perte de ses moyens de séduction ?

On me reprochera sans doute d'attacher trop
d'importance à la possession et à la conservation des charmes corporels. Ce reproche retombe sur les goûts du jour, dont je n'entends
nullement être responsable. Notre époque n'a
de tendresse et d'indulgence que pour les femmes belles, surtout quand elles sont légères.

Qui donc osera blâmer la mère de famille de tenir à ses attraits, puisque leur déclin entraîne trop souvent la fuite de son bonheur intérieur? Que d'histoires désolantes par leurs conséquences la chronique se plaît à enregistrer chaque année!

Pour que l'on comprenne mieux la portée et la gravité du mal que je signale, je vais peindre en quelques traits la décadence corporelle des nourrices qui ne savent pas ou ne peuvent pas se bien nourrir.

Leur peau perd son éclat et sa souplesse. Leurs traits tirés s'affaissent et s'allongent. Des sillons disgracieux se creusent partout, et ce qu'il y avait de jeunesse, de charmes ou de poésie disparaît pour ne plus revenir, ou pour revêtir un tout autre caractère.

La femme blonde pâlit très-vite, s'affaisse et adopte ces airs languissants qu'on lui reproche avec tant de persistance. La tristesse l'envahit sans qu'elle en ait conscience, chasse le sourire de ses lèvres et rend facilement aigres ou désagréables les relations de l'intérieur. Que de fois cela a suffi pour éloigner le bonheur du foyer conjugal!

La femme brune prend ce teint mat, terne et bientôt jaune, qui désole celles qui en sont affligées. Leurs yeux se creusent, un cercle bistré les entoure. Leur peau ne reprend un peu d'éclat que le soir et à la lumière. Le soleil passe pour leur implacable ennemi. La perte de leur embonpoint achève leur ruine corporelle. La maigreur chez elles prend la proportion d'un désastre, et suffit pour étendre un long voile de deuil sur leur existence entière.

On admet, on trouve très-naturel que les jolies femmes tiennent beaucoup à ce qui leur vaut une incontestable supériorité. Mais celles qui ont peu de charmes, ont encore plus raison de tenir à leur modeste part. Que leur resterait-il si elles en égaraient la plus minime portion ?

Fondées ou non, les appréhensions de devenir moins belles en nourrissant règnent ; elles sont générales et assez puissantes, je le répète, pour faire reculer un nombre incroyable de mères devant le sacrifice, à leurs yeux certain, de leurs attraits visibles.

Ah ! si les jeunes femmes ignorent consciencieusement l'art de bien élever leurs enfants, en revanche elles connaissent trop bien les conséquences ordinaires de l'allaitement sur les grâces de leur petite personne ! A ce point de vue, il ne leur reste plus rien à apprendre.

Voici encore un très-sérieux inconvénient de l'allaitement maternel, inconvénient que l'on murmure à l'oreille et que l'on ose à peine indiquer clairement :

« La mère qui nourrit cesse à peu près d'être femme ; elle perd une grande partie de sa puissance d'amour, ce qui ouvre la porte à mille accidents conjugaux ! »

Une nourrice, en effet, porte avec elle l'odeur aigre et désagréable du lait qui gonfle ses seins. Dormant peu ou dormant mal, elle vit sommolente et maussade. Elle se plaint de ses longues insomnies, elle se plaint de ses nombreuses fatigues du jour ; c'est une plainte ambulante ; au besoin, elle personnifierait la statue du gémissement perpétuel. Le sourire disparaît de ses lèvres, son regard s'éteint, son caractère change, et peu à peu la familiarité cède la place à l'aigreur.

Tout cela éloigne les illusions, les rêves

poétiques, les petits moyens dont vit l'amour. L'ange embelli par l'imagination s'évanouit forcément devant le réalisme de chaque soir. Ah ! si tant de jeunes mères hésitent à nourrir elles-mêmes, ce n'est trop souvent que pour ne pas précipiter la chute des illusions dont elles profitent ! Sans un peu d'illusions, que devient l'amour ! C'est pourquoi il leur semble si naturel de chercher à conserver le plus longtemps possible leur couronne supposée d'*ange terrestre*.

Demandez aux grand'mères s'il est prudent pour une jeune femme de vivre souvent ou longtemps dans cet état d'infériorité relative. Les maris sont trop contents de pouvoir invo-quer cette raison ou ce prétexte pour excuser leurs retours à la vie de garçon. Heureuses encore les femmes auprès desquelles revien-nent ces maris tels qu'ils étaient et non tels que les livrent parfois à nos soins ces folies corruptrices et ruineuses ! Qui donc, en som-me, osera blâmer une jeune mère de vouloir rester femme, de désirer conserver toute sa puissance d'amour, puisque la chute ou l'ab-sence de l'amour compromet son bonheur et l'avenir de sa famille naissante !

Quoiqu’elles aient une bien haute portée, ces raisons paraissent redouter le grand jour ; on ne les admet que pour les récits de l’intimité. Comment expliquer ou excuser des pudeurs qui ne trompent plus personne, des timidités qui perpétuent un mal réel, et qui enlèvent aux nourrices courageuses le mérite de leurs sacrifices et l’honneur de leur victoire sur les préjugés ?

Faut-il ajouter que la mode et les conventions sociales « exigent que les femmes s’arrangent de manière à plaire partout et toujours ? »

Mais si on les contraint à s’occuper sans cesse des grâces de leur personne, où trouveront-elles les heures nécessaires à la bonne éducation de leurs enfants ? Aussi écoutez la réponse que leur prête un journaliste indigné :

« Nous sommes comme on nous force d’être. Nous nous maquillons parce que les hommes ont le tort d’admirer et de rechercher ce genre absurde de beauté. Le jour où nos époux n’auront que du dégoût pour les peintures faciales, nous aurons bien vite renoncé à des habitudes empruntées aux Romains du bas-empire ! »

On remarquera que ces réflexions condamnent très-sévèrement les goûts et la conduite des maris.

Malheureusement je n'entrevois aucune réforme prochaine et sérieuse à espérer du côté des hommes. Ceux-ci ne pouvant devenir plus vertueux, semblent s'entendre à merveille pour se réfugier dans l'hypocrisie. Dès lors, à quoi bon remonter jusqu'aux vrais coupables et les dénoncer résolûment ? La majorité n'a-t-elle pas adopté la mode agréable de vanter la vertu hautement, afin d'aquérir le droit.... de la laisser pratiquer aux autres ?

D'ailleurs les hommes ont perdu le droit de se montrer impitoyables pour les nourrices qui craignent de perdre leur fraîcheur, puisqu'ils ne rougissent pas de singer les *vierges folles*. Si Martial reparaissait sur la terre, il répéterait mille fois sa fameuse épigramme : « Je t'ai vu ce matin sans toilette, tu ressemblais à un cygne. Je te vois ce soir tout paré, tu ressembles à un corbeau. »

Soyons donc moins amers dans nos critiques et plus indulgents pour les faiblesses des nourrices. Que de circonstances atténuantes n'ont-elles pas à faire valoir en leur faveur? Les difficultés de leur position me touchent plus que ne m'indignent les reproches véhéments dont on les accable. Si l'on mesurait la valeur de la femme, la grandeur de son amour, au nombre et à la continuité des fatigues qu'impose la maternité, nous devrions nous incliner tous avec un profond respect devant celles qui ont eu le courage de remplir une pareille tâche jusqu'au bout.

Si je me suis tant appesanti sur ce qu'on est convenu d'appeler les petites misères de la vie de la nourrice, ce n'est pas pour décourager les mères, c'est pour leur prouver que les intérêts divers et très-graves qui sont en jeu, justifient trop bien l'adoption des modestes réformes que je propose, réformes dont le but unique est la suppression pour la nourrice des principaux inconvénients de l'allaitement.

Pour décider les mères de famille à allaiter elles-mêmes leurs enfants, les moralistes ont écrit des pages admirables et capables d'émouvoir les cœurs les plus durs. Ils en ont été pour leurs frais d'éloquence; leur insuccès a été complet. Ecoutez plutôt M. le docteur Perrin :

« Dans l'état présent de nos mœurs, l'allaitement maternel est rayé de la catégorie des devoirs pour être relégué dans celle des caprices. »

Quand une femme a cédé une fois à l'entraînement d'un bon sentiment ou à l'attrait d'une simple curiosité, elle se garde bien de recommencer la même *folie* pour son second enfant. Que de fois ne sommes-nous pas obligés de fermer les yeux sur la joie à peine dissimulée avec laquelle la jeune mère, après nous avoir adroitement amenés à lui interdire un second allaitement, aime à se poser en victime de la sévérité médicale !

Le catholicisme condamne les mères qui refusent d'allaiter leurs enfants : « *Peccat mater illa quæ prolem sine causâ alteri lactandam tradit.* »

Il existe, hélas ! avec le ciel tant d'accommodements que, de concessions en concessions, la religion a fini par négliger cette partie de sa doctrine. Aujourd'hui son influence sur ce point est à peu près nulle, et les prêtres n'ont pas mieux réussi que les moralistes à généraliser l'allaitement maternel dans la classe riche.

« Après l'éloquence des philosophes, après l'éloquence du cœur et de la religion, après les enseignements de la physiologie, vient l'éloquence austère de la statistique, qui ne dit pas, mais qui démontre : « que toute mère qui confie un enfant à une nourrice mercenaire, *double et triple volontairement les chances de mort de cet enfant.* » (Dr BROCHARD.)

Sans rejeter aucun des anciens moyens d'influence, il faudra nous résigner à en chercher d'autres plus efficaces et nous offrant des chances plus nombreuses de succès. A quoi bon continuer une lutte là où la défaite est certaine ?

D'ailleurs à qui la faute si notre époque, entraînant jusqu'aux mères dans sa décadence, a perdu la notion du devoir et même le sens moral ? L'erreur et la faute des mères de famille ne retombent-elles pas encore et toujours sur les vices de leur éducation première ? Ne sommes-nous pas condamnés à nous heurter sans cesse à ce malheureux point de départ ?

Instruites par des religieuses au cœur sec

ou brisé, qui craignent de ternir l'innocence de leurs élèves en leur rappelant qu'elles seront mères un jour, les jeunes filles n'arrêtent jamais leurs pensées sur un état évidemment condamnable puisqu'on n'ose pas leur en parler. Elles affectent alors de l'oublier ou de n'y attachent aucune importance. Leurs aspirations se tournent vers la poésie, la rêverie, le ciel, et les souvenirs de la vie réelle ne s'accordent plus avec leurs désirs et leurs charmantes illusions.

L'amour ne perd pas pour cela, je l'ai déjà dit, son empire naturel, mais la maternité n'apparaît plus que comme un accident bien désagréable. Quoi de plus simple que de se débarrasser d'une partie de cette lourde charge avec quelques pièces d'or abandonnées à une pauvre villageoise ? Peu à peu l'habitude prise est devenue générale, et aujourd'hui on est à la recherche des meilleurs moyens de détruire les effets d'une éducation mal comprise.

Ma conclusion sur ce point ne saurait varier : il faut prendre la femme pour ce qu'elle doit être, et lui enseigner dès son bas âge la résignation au rôle que la nature lui a destiné.

Faisons donc avant tout des mères de famille

et non plus des *femmes de convention*, auxquelles on a pu reprocher avec raison « de tout
sacrifier aux apparences, d'être plus dissimu-
lées, plus passionnées et aussi immorales que
les autres. »

En réalité, qu'il soit mystique ou non, leur
égoïsme ne brille pas d'un moins vif éclat dès
qu'il s'agit d'inventer des prétextes spécieux
pour s'exempter de « la corvée de l'allaitement. »

Les Américains ont compris autrement l'é-
ducation et le caractère de la femme. Ils ont
éclairé celle-ci de bonne heure sur la nature,
sur l'importance et l'étendue de ses devoirs ;
ils n'ont pas reculé devant le projet original
de décerner des prix aux mères des plus beaux
enfants. C'est habile, c'est pratique et surtout
utile. Je ne crois pas qu'il existe une institution plus heureuse, plus féconde en bons résultats et plus capable de conduire au but désiré.

Sans doute la France apprécie la grande
pensée qui a poussé à la création de cette belle
institution ; mais aura-t-elle la sage hardiesse
de l'importer, de l'imposer à des populations
qui ont commencé par la tourner en ridicule ?

On prime les bœufs gras, les bons moutons et les beaux chevaux, et on accueille par des sourires ironiques l'idée d'améliorer la race humaine. Nos ministres décorent sans hésitation un engraisseur de volailles ou de mérinos. Oseraient-ils ennoblir enfin l'art de bien élever les enfants, de prévenir l'extension régulière de la mortalité des nouveau-nés, en décorant la mère qui a eu le courage d'allaiter elle-même tous ses enfants ? Cette décoration serait-elle égarée ou déplacée sur la poitrine d'une mère qui, sans y être forcée par la misère, aurait eu la patience et le mérite de nourrir elle-même ses cinq, six ou huit enfants ?

Et, cependant, pour être efficaces, les bons exemples doivent venir de très-haut. A quoi servent les bons conseils quand chaque jour des exemples contraires viennent les démentir ? Le vulgaire n'en tient aucun compte, parce qu'il croit qu'on se joue de sa crédulité. Le meilleur enseignement, pour les nourrices pauvres, sera toujours celui de l'exemple donné par les mères de la classe riche. Or, comment obtenir le sacrifice de quelques années de plaisir de la femme du monde, si vous ne stimulez pas son amour-propre, si vous n'exploitez, au profit de la famille, sa frivolité et sa vanité ?

Pourquoi négliger ou dédaigner ce genre d'encouragement, lorsque la statistique nous signale un long et dangereux temps d'arrêt dans la marche ascensionnelle de la population française ? A-t-on calculé le nombre incroyable de jeunes êtres que l'allaitement maternel arracherait à la mort chaque année ? Des milliers d'existences ne valent-ils pas quelques mètres de ruban rouge, vert ou bleu ?

O vanité de la justice et de l'opinion publique ! On honore, on vénère, on décore le citoyen qui, dans un très-court moment d'entrain, d'enthousiasme, d'héroïsme, si l'on veut, arrache à la mort un de ses semblables, et on n'ose pas encore récompenser, décorer les mères qui, en allaitant elles-mêmes leurs enfants, en s'exposant volontairement à des années de peines, de fatigues et de privations, sauvent au moins un de leurs enfants sur quatre dans la première année de leur existence !

Puisse un nouveau Monthyon surgir parmi nous, vouer sa vie et consacrer sa fortune au salut de l'enfance ! Quel service il nous rendrait si, en instruisant les jeunes femmes, en stimulant le zèle des mères par des prix variés, par des honneurs recherchés , il pouvait redresser l'opinion publique et amener les nourrices à mettre enfin leur gloire ou leur vanité à produire de beaux enfants !

J'ai passé en revue les principales raisons qui expliquent, sans le justifier, l'éloignement des femmes riches ou dans l'aisance pour l'allaitement maternel. J'ai tenu à déchirer le voile complaisant à l'aide duquel on essaie de cacher les véritables motifs qui empêchent les mères de nourrir elles-mêmes leurs enfants. Je n'ai pas voulu atténuer le mal, parce que, pour guérir une plaie, il faut en bien connaître l'étendue, parce que la vérité n'a rien à gagner avec les silences de convention, et parce que la nature ne se prête pas au système de concessions inauguré par l'égoïsme féminin.

Examinons à présent comment les mères peuvent allaiter leurs enfants sans exposer leur santé et même sans compromettre leurs charmes extérieurs. Pour cela, les nourrices n'auront qu'à apprendre à manger mieux, c'est-à-dire à éviter de manger trop, de manger trop peu ou de manger mal.

Allaiter un enfant, c'est lui transmettre au moyen du lait les principes nécessaires à son entretien et à son accroissement. La nourrice est donc obligée de demander aux aliments une augmentation de matière alibile pour pouvoir faire face à un surcroît de dépenses inévitables.

La totalité des matières à ingérer étant limitée par la capacité et par l'aptitude digestive des intestins, la nourrice devra rechercher avant tout la qualité dans l'aliment. Car celui-ci peut contenir, sous le même volume apparent, des quantités très-diverses de substances alibiles.

Cinq cents grammes de légumes ne fourniront pas la moitié des principes utiles que cèderont cinq cents grammes de viande.

Si, pour compenser cette différence, on augmente la quantité des légumes, il en résulte une surcharge intestinale, une gêne possible dans la digestion, une absorption nocturne plus difficile, un sommeil agité, interrompu, et, parfois, une indigestion complète.

Alors la nutrition se fait plus ou moins mal, la réparation exacte des forces ne s'opère pas, la recomposition intégrale de l'organisme ne s'achève pas, la somme des pertes l'emporte sur la somme des acquisitions, le lait sécrété n'a plus les mêmes vertus nutritives, et la santé de la mère, l'avenir de l'enfant se trouvent également et forcément compromis.

Le choix des aliments toniques, analeptiques et digestibles devient donc une nécessité pour les mères nourrices, la condition de la conservation de leurs charmes extérieurs. En d'autres termes, pas de bons aliments pour la nourrice, pas de bonne santé pour l'enfant et pas de préservation possible pour la fraîcheur de la femme.

Mal nourrie, une femme ne sera jamais qu'une pitoyable nourrice, même quand son nourrisson ne succombera pas entre ses bras. L'économie animale ne conserve-t-elle pas indéfiniment le cachet des misères éprouvées pendant les premiers mois de la vie ?

Sur deux enfants mis en nourrice chez de *pauvres* artisans, on sait qu'il en meurt un au moins dans le cours de la première année. Cet enfant meurt simplement victime du dédain de ses parents pour la loi obligatoire des compensations alimentaires.

Je suis loin de réclamer pour la nourrice des repas somptueux ou surabondants. Mes vœux sont plus modestes. Je désire seulement voir un peu de viande entrer dans la composition de chacun de ses repas, en d'autres termes, associer invariablement la viande aux mets usuels.

Quand l'habitude de l'usage de la viande existe depuis longtemps, la quantité nécessaire pourra même être très-minime et se proportionner aux charges du jour. Une fois le service des réparations intérieures bien commencé, bien dirigé, la somme des substances animales à introduire pour le continuer s'exprime par des chiffres fort peu élevés.

La ration d'entretien n'égale jamais la ration de fondation ; de même le maintien de l'économie dans un état satisfaisant est toujours moins onéreux que sa reconstitution.

C'est pourquoi les femmes prévoyantes doivent songer en tout temps à préserver leur état général au moyen d'une alimentation riche et choisie. Fortes et bien nourries, l'enfantement ne les brise pas plus que l'allaitement ne les épuise. Grâce à leur régime tonique régulièrement suivi, elles continuent à se porter très-bien, et la persistance de leur bonne santé leur assure la jouissance prolongée de tous leurs avantages personnels.

Autour du plat de viande dont la nécessité à chaque repas ne se discute plus, les goûts, les préférences individuelles et même les caprices inoffensifs peuvent réunir quelques plats agréables. Les mets essentiels, nécessaires varient peu, mais une large porte est ouverte à ce qui plaît aux palais bizarres ou délicats.

Je le répète, il n'est pas permis à une nourrice de livrer un seul jour aux chances du hasard, parce que l'importance du service dont elle est responsable s'y oppose, parce qu'une heure d'oubli ou de négligence peut provoquer un double malheur, parce que la préservation de son propre organisme exige l'inflexible régularité de la nutrition, enfin parce que l'avenir de la physionomie de la femme dépend de la sagesse et de la perfection du régime adopté.

Voici comment peuvent se résumer les bienfaits immédiats d'une bonne alimentation :

1° La nourrice conserve sa santé, sa gaîté et son humeur naturelle ;

2° Son lait abonde et acquiert un haut degré de puissance nutritive ;

3° L'enfant, largement restauré par un lait très-riche, revient moins souvent au sein maternel, tette moins la nuit, et laisse à sa mère un sommeil plus long, plus calme et plus réparateur ;

4° Mieux reposée ou moins fatiguée, la nourrice ne sent plus ses forces diminuer, s'épuiser, et renonce à ses éternelles lamentations ;

5° L'enfant grandit d'autant plus rapidement que sa nourrice saine et forte lui fournit un lait plus riche et plus réconfortant ;

6° Enfin, si l'enfant jouit d'une santé brillante, ce n'est plus aux dépens de sa nourrice dont l'aspect extérieur accuse, au contraire, la permanence d'un incontestable bien-être général.

Tels sont, en abrégé, les avantages visibles

et certains d'un régime habilement dirigé.

En donnant des enfants aux femmes, la nature leur accorde en même temps les aptitudes nécessaires à l'accomplissement complet de leurs devoirs maternels. Si leur corps en éprouve parfois de fâcheux contre-coups, cela vient uniquement de ce qu'elles ne savent pas compenser par une nourriture plus choisie les charges alors plus considérables de l'allaitement.

La femme subit les lois de la vie, les exigences de sa position et le poids des années, mais la maternité et son complément, la lactation, ne doivent être considérées que comme des fonctions normales, obligatoires et compatibles avec une bonne santé.

Donc, loin d'être un agent de détérioration corporelle, l'allaitement ne saurait être autre chose qu'un moyen naturel de préservation, de consolidation de la santé et, suivant M. Perrin, de destruction des principes morbides, pourvu, bien entendu, que les vices du régime ne viennent pas neutraliser les sages combinaisons et les bienveillantes intentions du Créateur.

En d'autres termes, notre dédain des lois de la nature, nos caprices et nos erreurs ont décuplé les charges de l'allaitement. C'est donc à l'instruction, à une meilleure entente du régime qu'il faut demander la réparation du mal reconnu et l'amélioration de l'avenir. Lorsque les préjugés perdent leur point d'appui naturel, l'ignorance, les infirmités physiques et morales ne disparaissent-elles pas d'elles-mêmes, comme les effets après leurs causes ? Je compte sur la force de ce principe pour arriver à vaincre l'obstination des mères à très-mal élever leurs enfants.

Quoi qu'il en soit, le préjugé le plus général, le plus nuisible, le plus tenace, le plus spécial, est, sans contredit, celui qui a sa source dans *la crainte de l'épuisement*. C'est ce qui explique mon insistance sur ce point.

Les nourrices sont toutes poursuivies par la frayeur de la débilitation, frayeur que leurs habitudes culinaires, hélas ! justifient largement. Eh bien, il s'agit de les ramener à des idées plus saines et de leur faire comprendre qu'elles s'affaiblissent, non parce qu'elles nourrissent, *mais parce qu'elles ne savent pas se nourrir convenablement elles-mêmes.*

« La vie de nourrice oblige à manger plus, à manger beaucoup ! »

Telle est l'opinion vulgaire et dominante. Grave et vieille erreur, contre laquelle je ne cesserai pas de lutter ! Non, la nourrice n'a pas besoin de manger beaucoup ! Elle a besoin de manger mieux, c'est-à-dire de choisir de meilleurs aliments. Jamais la quantité n'égalera la qualité. J'ai toujours vu les surcharges intestinales nuire aux vertus nutritives du lait. C'est pourquoi je m'en tiens aux principes suivants : *manger bon et manger assez.*

La peur de s'épuiser absorbe tellement les nourrices, qu'elles se passionnent pour tout ce qui leur permet d'abréger la durée de l'allaitement. Que le moyen proposé soit bon ou mauvais, elles se refusent à l'examiner consciencieusement ; il leur rend service, pour elles cela suffit.

Dans ce cas, leur égoïsme ne craint pas le grand jour ; il s'étale avec cette ingénuité que donne seule la certitude de l'approbation générale. Si les nourrices s'accordent à vanter les avantages supposés de l'alimentation prématurée, il faut bien en convenir, c'est uniquement parce qu'elles croient défendre leurs intérêts personnels.

Cet amour de soi peut, il est vrai, s'expliquer par la charité bien ordonnée dont le christianisme fait grand cas, mais il n'en constitue pas moins le préjugé le plus hostile aux nouveau-nés. C'est pourquoi j'y reviens, pour déclarer une dernière fois que l'épuisement tant redouté résulte toujours de l'absence d'un régime choisi, suffisamment réparateur, et non des fatigues attachées fatalement à la lactation.

En consultant mes notes et mes souvenirs, je puis assurer que c'est en ne perdant jamais de vue l'alimentation des nourrices, que j'ai pu souvent obtenir ce résultat doublement heureux : *enfant très-bien portant et mère parfaitement conservée.*

Je ne m'illusionne pas au point d'espérer que les mères s'inclineront devant la sagesse des lois naturelles et admettront l'innocuité possible de l'allaitement. Quand la raison acquerra-t-elle un tel empire ?

En attendant et pour montrer aux nourrices combien je compatis à leur faiblesse morale, à leurs misères physiques, je vais leur indiquer un moyen facile et certain d'allaiter leurs enfants « en réalisant de notables économies personnelles. »

N'est-ce pas là leur rêve de chaque jour? N'est-ce pas là le but auquel tendent tous leurs efforts ? Ma réponse sera donc affirmative à cette question :

« Une nourrice peut-elle, sans exposer la vie et la santé de ses enfants, économiser son propre lait et le remplacer par un autre aliment ? »

Il suffira pour cela de choisir parmi les aliments usuels celui qui a le plus d'analogie de composition avec le lait maternel. Or, nul aliment ne se rapproche autant de ce dernier que le lait des animaux. Par cela même le lait de vache ou de chèvre devient une ressource précieuse, inépuisable pour les nourrissons, et un moyen à peu près inoffensif, à partir du cinquième ou sixième mois, de satisfaire la passion de quelques mères pour les économies corporelles.

Cette conclusion n'étonnera pas ceux qui se rappelleront le paragraphe consacré au régime de la première enfance et dont je vais faire ici un très court résumé :

« La mère peut offrir moins fréquemment le sein à son enfant, pourvu qu'elle compense cette privation par un peu de lait animal, chaud, mélangé d'abord, pur ensuite et sucré au besoin.

« Comme les nourrices se résignent aisément à leur sort pendant les cinq ou six premiers mois, je ne conseille l'adjonction du lait animal au lait de la mère qu'autour du sixième mois.

« Les premières tasses de lait ne seront offertes que par minime portion, afin de faciliter leur tolérance. Une trop grande quantité prise à la fois augmente les chances d'indigestion et de dévoiement.

« Huit jours après l'insuccès d'une première tentative, on peut en recommencer une seconde. L'enfant s'habitue vite à bien digérer le lait animal, pourvu qu'on débute avec prudence et qu'on ne s'écarte pas de la réserve qu'impose le jeune âge.

« Bientôt l'enfant prend goût au lait animal, le recherche et le digère parfaitement. Son visage reste frais, son air extérieur respire le bien-être, et son accroissement continue avec toute la rapidité désirable.

« Si la mère tient à sauvegarder son sommeil, elle allaitera son enfant pendant le jour et, la nuit, une bonne sera chargée de lui servir du lait de vache ou de chèvre. Vivant bien, dormant mieux, comment une nourrice pourrait-elle redouter les fatigues si minimes de ce genre d'allaitement ?

« Sans conseiller ces pratiques si commodes, je les tolère volontiers. J'exige seulement le recours aux précautions suivantes : l'enfant boira le lait de la même vache ou de la même chèvre. La nourriture de ces animaux devra être excellente et toujours soignée. Mal tenues, mal nourries, brutalisées, les vaches et les chèvres n'ont qu'un lait pauvre et impropre à préparer une belle santé à ceux qui le boivent.

« L'expérience a prouvé que l'estomac de l'enfant tolérait beaucoup plus vite le lait animal, quand ce lait provenait de la même source. De là cette double et persistante recommandation : lait riche et fourni par le même animal. »

Tels sont les moyens qui permettent à une nourrice d'économiser son lait, qu'elle suppose une fourniture écrasante pour sa frêle personne, et de conserver quand même à son enfant une excellente santé.

« Tout le monde sait que les trois premiers mois de la vie constituent pour le nouveau-né l'époque la plus périlleuse de toute son existence. Or, presque toutes les femmes, hormis celles qui sont atteintes d'affections constitutionnelles, sont capables de nourrir pendant ce laps de temps sans se fatiguer, *si elles suivent un régime convenable et si elles veulent ne donner à téter, qu'à des heures et à des intervalles parfaitement réglés.* Tout le secret d'une nourriture inoffensive pour la mère est là. »

Je partage entièrement cette manière de voir de mon très-distingué confrère, M. Brochard.

En présence de ces moyens si simples, si avantageux, il semble que l'accord doive être facile. Il n'en est rien. Le bon sens et la raison me donnent bien gain de cause, mais les préjugés populaires et l'âpre avarice des ménagères de la campagne se sont élevés contre des enseignements conformes aux vœux de la nature et les ont rendus à peu près stériles.

Nourrir au lait de vache ou de chèvre un nourrisson, c'est pour la paysanne la privation d'une quantité très-appréciable de lait, de fromage ou de beurre, c'est-à-dire de son revenu spécial, de son budget particulier. Chaque tasse de lait bue par un enfant porte une atteinte directe à ses bénéfices à elle, et c'est un sacrifice à renouveler tous les jours. Dans de telles conditions, un enfant à nourrir ne lui rapporte presque plus rien. La pensée de perdre la meilleure partie du lait de sa vache ou de sa chèvre, renverse ses idées en économie domestique.

Si l'étable ne contient ni chèvre ni vache, et s'il faut chaque jour acheter, en beaux deniers comptants, du lait chez les voisins, les difficultés deviennent alors à peu près insurmontables.

« Les nourrissons doivent rapporter le plus possible. Ils ne doivent, surtout, jamais rien coûter. »

A la campagne, ces deux principes ne sont plus contestés. La sordide économie du paysan n'est surpassée que par l'inflexible rapacité de sa douce moitié.

Unies par leur commune avarice, les paysannes s'entendent à merveille pour sauvegarder

leur budget spécial, pour soutenir par conséquent que « le lait ne convient pas aux enfants,
leur donne des vers. » Elles ont donc décidé
qu'il était essentiel au bien-être des jeunes
enfants « de les sevrer tôt, » « de ne pas les
attarder à l'usage du lait animal, » « de remplacer un lait suspect et perfide par les bons
aliments de la table commune. »

Ce raisonnement est pitoyable ; néanmoins
il jouit des honneurs d'une large popularité.
Ne passe-t-il pas, à la campagne, pour un axio-
me inattaquable ? N'est-il pas soutenu avec un
rare acharnement par toutes les femmes dont
il sert les intérêts ?

Quand on a vécu près des paysans, on ne
s'étonne plus de ces écarts de la raison, tant
l'ignorance y est profonde et générale. Ah !
qu'il est urgent de relever le niveau de l'instruction chez les nourrices si l'on tient sérieusement à arrêter la dépopulation de la France !

Toujours ingénieuses pour propager le mal,
les nourrices ont encore eu le talent d'abriter
sous un second axiome populaire les erreurs
qu'elles imaginent et qui préservent uniquement
les produits de leurs laiteries. Celui-ci
comble la mesure :

« Les enfants qui vivent trop au lait deviennent des sots ! »

En d'autres termes, pour avoir de l'esprit, il faut s'affranchir des lois naturelles, respecter le budget de sa nourrice, souffrir sans trop crier, braver victorieusement mille chances de mortalité, et se résigner à vivre faible ou valétudinaire.

C'est le pendant de cette croyance que « les hommes maigres ont plus d'esprit que les autres. »

On doit probablement cette seconde niaiserie à un dyspeptique en quête de consolations sur ses infortunes corporelles. Que de pères ont essayé d'exploiter à leur profit ces ridicules inventions et de voiler ainsi la désolante hérédité dont leurs enfants auront tant à souffrir !

Quoi qu'il en soit, la mauvaise foi et les arrière-pensées qui ont inspiré les inventeurs de ces singulières maximes, représentent la sagesse populaire. Exposer au grand jour ces espèces d'aphorismes, n'est-ce pas la meilleure manière de les réfuter et de les détruire?

En admettant que l'habitude de nourrir elles-mêmes se répande davantage parmi les mères, il y aura toujours des femmes auxquelles des infirmités ou des exigences sociales imposeront l'obligation de confier leurs enfants à des nourrices mercenaires. C'est pourquoi je crois devoir donner quelques conseils sur le choix des nourrices.

Pour ne plus en être réduit à considérer comme sacrifié l'enfant mis en nourrice à la campagne, il faut n'accepter que des nourrices jeunes, fraîches, douées d'un léger embonpoint et au-dessus de la gêne et de la misère, ou bien exiger et obtenir des paysannes, si souvent avares plutôt que pauvres, qu'elles se décident à manger mieux, à se nourrir proportionnellement aux très-lourdes charges d'un allaitement redoublé.

Toute nourrice qui est maigre, décharnée et pauvre, c'est-à-dire qui vit mal, qui mange mal, et dont le foyer domestique est voué à une éternelle pénurie, n'a aucune chance de mener à bien l'élevage d'un enfant. Elle en perd quatre sur cinq, et celui qui survit a besoin d'avoir une rude constitution pour résister au régime qu'on lui impose. Sur ce point les statistiques renferment des détails navrants.

Au contraire, les nourrices dans une aisance relative et mieux restaurées ont un lait meilleur, plus riche ; elles ne s'épuisent plus et ne songent pas à recourir aussi vite à l'alimentation prématurée. Or, gagner un ou deux mois de bonne nourriture de plus pour un enfant en nourrice, c'est à peu près sa vie sauvée sûrement.

Voilà le but à atteindre bien indiqué ; à présent qu'il est connu, c'est aux intéressés à ne rien négliger pour y arriver. La tâche est difficile, mais je ne crois pas son exécution impossible.

Ici l'intérêt de la nourrice s'accorde évidemment avec celui de l'enfant ; cependant l'intérêt de l'enfant exige l'amélioration du régime de la nourrice bien plus encore que l'intérêt de cette dernière, car la force de résistance de l'un ne dure pas autant que celle de l'autre.

C'est pourquoi nous voyons si souvent l'enfant succomber, quand la nourrice ne semble que languir et dépérir. C'est pourquoi deux, trois ou quatre nourrissons meurent successivement entre les mains de la même nourrice :

mêmes causes, mêmes effets. Car, on ne saurait trop le répéter, la misère organique de la nourrice entraîne forcément celle de l'enfant et prend rapidement chez ce dernier d'effrayantes proportions. Pour peu qu'elle se prolonge, cette faiblesse régulière, inévitable ne peut que conduire les enfants au lymphatisme ou au rachitisme, quand ce n'est pas à une mort prématurée.

Les nourrices au teint frais, aux chairs fermes, sont infiniment supérieures à celles dont la maigreur et le teint jaune indiquent un organisme en profonde détresse. C'est aux mères à savoir se montrer sévères, à savoir n'accepter que les nourrices véritablement dignes de ce nom.

Voici les deux règles générales dont le dédain par les parents a causé la mort d'un nombre incalculable d'enfants :

1° Les nourrices maigres, décharnées, quand leur régime ne peut pas s'améliorer, sont mauvaises, même quand elles sont jeunes ; elles doivent être partout refusées.

2° Passé 35 ans, parfois même passé 32 ans, une nourrice, quelle qu'elle soit, ne peut plus allaiter d'enfants autres que les siens.

Leur épuisement radical par l'usage habituel d'une nourriture insuffisante, par les longues épreuves de leur vie d'épouse et de ménagère, donne à leur physionomie un aspect particulier et bien facile à reconnaître.

Tout enfant qui leur sera confié est à peu près sûr, je ne me lasse pas de le répéter, de ne jamais reparaître sous le toit paternel.

Pour éloigner des enfants les périls que la pauvreté des nourrices mercenaires perpétue et multiplie, j'ai imaginé de recourir au moyen suivant, dont la mise en pratique dans la campagne m'a toujours valu les meilleurs résultats.

Ce moyen consiste dans l'acceptation d'une convention ainsi résumée :

« Les parents se réservent de prélever, chaque semaine, sur le prix convenu des mois de nourrice, une somme équivalente à cinq ou six livres de viande de boucherie, délivrées gratis à la nourrice et payées au boucher par les parents eux-mêmes. »

Les pères riches ou désireux d'avoir de beaux enfants, se montreront au sujet de cette convention larges et généreux. Tant mieux si la nourrice dépasse les chiffres indiqués plus haut et mange un peu plus de viande ! L'enfant retrouve la différence en forces et en bonne santé.

Je tiens à faire observer que je ne change rien au régime antérieur de la nourrice ; je m'arrange simplement de manière à obtenir une amélioration sensible de ce régime par l'introduction quotidienne d'une légère portion de viande.

« Un peu de viande en plus, » c'est tout ce que je demande, tout ce que je désire. Qu'on ne me fasse pas dire que je veux que la nourrice ne mange que de la viande ; ce serait passer d'un extrême à l'autre, et je condamne ces deux fautes avec la même rigueur.

Pour l'exécution parfaite de ma convention, les parents auraient grand tort de s'en rapporter à la parole ou aux promesses du père nourricier. Celui-ci s'empressera de ne pas acheter de la viande... *pour sa femme !* En cas de plaintes fort légitimes, il se gênera peu pour prendre à son compte la réponse suivante, que j'ai entendu faire par un paysan avec autant de conviction que d'indignation :

« Me prend-on pour un imbécile ? Ma femme a-t-elle plus que moi besoin de viande ? Si je m'en passe, elle peut aussi s'en passer ! »

L'égoïsme et la sécheresse de cœur du paysan sont incommensurables. Les considérations de bien-être, de santé, d'avenir meilleur ne prévalent jamais contre les questions d'argent.

Il faut prévoir, en outre, que cette viande, arrivée enfin à sa destination, servira à la famille entière. On fermera les yeux sur cet abus presque inévitable. La part qui restera à la nourrice, quelque diminuée qu'elle soit, produira néanmoins de très-bons effets, surtout lorsque la viande ne figurait pas auparavant sur la table commune.

En outre, il est bien permis d'espérer que l'avenir vaudra mieux que le passé, ce qui n'est pas difficile, même à la campagne. Quand un mari, fût-il Auvergnat ou Bugiste, comprendra que la conservation de sa compagne, de la mère de ses enfants, dépend de l'usage régulier de bons aliments, il se décidera volontiers ou se résignera à doubler la portion de viande réservée à la mère de famille.

Une fois ce premier pas fait, le second coûtera moins et, pourvu que la nourrice use régulièrement de la viande de boucherie, le but indiqué et désiré par moi se trouvera complètement atteint.

En définitive, on obtiendra, par ce moyen : chez la nourrice, un lait plus abondant, plus riche, et la conservation des forces ; chez l'enfant, un bien-être permanent, un développement rapide, un teint frais et brillant ; enfin, chez tous deux, de très-grandes probabilités d'une bonne santé durable.

J'ai à peine parlé des lotions utiles aux enfants, de la manière de les tenir, de les vêtir, etc., parce que les progrès en ce sens sont réels et laissent peu de chose à désirer ; parce qu'à mes yeux, ces détails n'ont qu'une importance secondaire ; parce que, poursuivant un but principal, le perfectionnement de la nutrition, je ne veux pas que l'attention des nourrices s'égare, s'use ou se perde sur des minuties.

Pourvu qu'ils soient bien nourris, les enfants ont bien rarement à souffrir de la négligence que l'on apporte à leur toilette. Ensuite il ne faut plus qu'une mère croie pouvoir remplacer un bon repas par un bain, une lotion, une friction ou une couverture. Je dis, en copiant M. le docteur Gaillard : soignez son corps, je ne demande pas mieux, mais soignez surtout et avant tout son estomac, car *toutes les lotions du monde ne valent pas un bon repas.*

Rien ne peut remplacer une bonne nourriture et, si l'on tient à améliorer le sort futur des nouveau-nés, c'est sur un point unique, essentiel, *la très-bonne qualité du lait*, qu'il est nécessaire, urgent de ne pas se lasser d'appeler et de fixer l'attention des mères de famille.

Je ne cesserai pas de le répéter, cette dernière question domine toutes les autres ; elle ne comporte ni demi-mesures ni concessions.

Que l'on soigne, lave et abrite le corps du jeune enfant, c'est bien, très-bien ; mais que l'on n'oublie, sous aucun prétexte, les exigences bien autrement impérieuses d'un intestin très-impressionnable, très-susceptible et sur lequel les désordres naissent et l'inflammation se développe avec autant de facilité que de rapidité.

Pour combler les lacunes qui peuvent résul-

ter de ma manière de voir, je vais emprunter
à la commission de l'hygiène de l'enfance de
l'Académie de médecine de Paris ses *conseils
élémentaires aux mères et aux nourrices*, et les
transcrire ici :

« 1° Pendant la première année, la seule
alimentation de l'enfant doit être le lait, celui
de la mère surtout, qui est toujours préférable,
ou, à son défaut, celui de la nourrice. Le sein
doit être donné toutes les deux heures environ
et moins souvent la nuit.

« 2° A défaut du lait de femme pour l'enfant, se servir de lait de vache ou de chèvre,
tiède, coupé d'abord par moitié, puis, quelques
semaines après, par quart d'eau légèrement
sucrée.

« 3° Pour faire boire ce lait, employer des
vases en verre ou en terre, et les nettoyer avec
soin toutes les fois qu'on s'en est servi ; défense
de se servir de vases qui contiennent du plomb ;
éviter l'usage des suçons en linge ou en éponge
que l'on met quelquefois entre les lèvres de
l'enfant pour calmer la faim ou ses cris.

« 4° S'abstenir des compositions diverses
que le commerce recommande pour remplacer
le lait.

« 5° Se rappeler que la nourriture au biberon et au petit pot, sans le secours du sein, augmente beaucoup les chances de maladies et de mort des enfants.

« 6° Il est interdit et très dangereux de donner à l'enfant, dans les premiers mois surtout, une nourriture solide, pain, gâteaux, viandes, légumes, fruits.

« 7° A la fin de la première année, on peut donner des potages légers faits avec le lait et le pain blanc, de la farine séchée au four, du riz, des fécules, pour habituer peu à peu au sevrage. Ce sevrage ne doit avoir lieu qu'après la percée des douze ou seize premières dents, lorsque l'enfant est en bon état de santé et pendant le calme qui suit la sortie de plusieurs dents.

« 8° Chaque matin la toilette de l'enfant doit être faite avant la mise au sein ou le repas.

« Cette toilette doit se composer : 1° du lavage du corps et surtout des organes génitaux qui doivent toujours être tenus propres, du lavage de la tête sur laquelle il ne faut pas laisser accumuler la crasse ou les croûtes ; 2° du changement de linge. La bande du ventre doit être maintenue pendant le premier mois.

« 9° Il faut absolument rejeter l'usage du maillot complet qui enveloppe et serre ensemble les membres et le corps, car plus l'enfant a de liberté dans ses mouvements, plus il devient robuste et bien conformé.

« 10° L'enfant doit être vêtu plus ou moins chaudement, selon les pays qu'ils habite et selon les saisons ; mais il faut toujours le préserver avec soin du froid ou des excès de chaleur, soit au dehors, soit à l'intérieur des habitations dans lesquelles cependant l'air doit être suffisamment renouvelé.

« Il n'est pas prudent de sortir l'enfant avant le dixième ou le quinzième jour, à moins que la température ne soit très-douce.

« 11° Il est défendu et dangereux de coucher l'enfant dans le même lit que sa mère ou sa nourrice.

« 12° Il ne faut pas se hâter de faire marcher l'enfant, mais on doit le laisser se traîner à terre et se relever seul ; il faut donc rejeter l'usage des chariots, paniers, etc.

« 13° On ne doit jamais laisser sans soins, chez l'enfant, les moindres indispositions (coliques, diarrhées, vomissements fréquents, toux, etc.) ; il faut appeler un médecin dès le début de la maladie, si elle se prolonge au delà de vingt-quatre heures.

« 14° En cas de grossesse présumée, toute mère ou nourrice doit immédiatement cesser de donner le sein, sous peine de compromettre la vie ou la santé de l'enfant. »

(Commission de l'hygiène de l'enfance de l'Académie de médecine de Paris.)

Dans l'ensemble de ces conseils, une seule chose me paraît absolument regrettable, c'est l'oubli complet des soins nécessaires à la pré-servation, à la conservation de la santé de la nourrice. Et, pourtant, que deviendront les enfants dont les nourrices seront mal restaurées, mal soignées, faibles ou valétudinaires ? Peut-on espérer le bien-être certain des premiers sans travailler sérieusement à consolider d'abord la santé des secondes ?

La longue exposition des devoirs maternels devrait donc avoir toujours pour correctif immédiat l'énumération des moyens les plus capables d'atténuer ou de compenser des charges quotidiennes, considérables, mais obligatoires, c'est-à-dire voulues par la nature. En termes plus clairs, il faudrait avant tout apprendre aux nourrices, non à manger plus, comme elles croient devoir le faire, mais, comme je l'ai déjà dit, *à manger mieux*.

La commission de l'Académie de médecine de Paris n'a compris et rempli que la moitié de son mandat. C'est une très-fâcheuse consécration donnée à l'hostilité que le vulgaire s'obstine à supposer entre la nourrice et son nourrisson, et à cette vieille croyance que *les beaux enfants ne viennent qu'aux dépens et au détriment des nourrices*. Là où des préjugés inqualifiables annoncent des ennemis ou des antagonistes, je ne découvre, moi, que des intérêts divers, jamais opposés, qu'il s'agit simplement de mieux comprendre et de concilier en faisant appel à une hygiène perfectionnée.

Je sais bien que je me heurte à des habitudes prises, et que la commission de l'Académie de médecine de Paris n'a fait que suivre la route déjà tracée. Mais c'est justement ce dont je me plains. L'Académie est tenue de faire mieux que les autres pour justifier sa haute intervention.

Cette lacune que je remarque et signale dans

ses conseils, a été la cause très-probable, je n'ose pas dire certaine, de l'insuccès de son enseignement officiel. Pourquoi la même cause ne continuerait-elle pas à produire les mêmes mauvais effets? Pourquoi séparer ainsi deux choses que la nature veut inséparables (enfants magnifiques et nourrices bien portantes), surtout lorsque leur rapprochement, leur liaison étroite constituent une preuve éclatante que les préventions anciennes sur ce point sont fausses, injustes et dangereuses ?

On demande tout à la mère, on exige tout de la nourrice ; on impose à toutes deux sacrifices sur sacrifices, peines de jour, supplices de nuit, et on ne leur offre pas même le dédommagement nécessaire et naturel d'un bon conseil, d'une hygiène particulière, d'un enseignement spécial. C'est à elles « à se tirer d'affaire le moins mal possible, à se conduire comme elles voudront, comme elles pourront..... »

Qu'arrive-t-il alors? Ces déshéritées de la science et du bon sens commettent fautes sur fautes. N'étant pas prévenues, ne se doutant de rien, qui pourrait les retenir sur la pente

des erreurs, des imprudences où les entraînent
tant de vieux préjugés? Si les enfants en bas
âge meurent en foule, si les nourrices s'épuisent vite et ont des santés déplorables, n'est-ce
pas parce que l'on a toujours négligé de mettre
sur la même ligne et les conseils hygiéniques
indispensables à la préservation de la mère et
les meilleurs moyens de bien nourrir les très-
jeunes enfants?

J'ai tenu à relever encore une fois cette faute
pour ainsi dire *classique*, parce qu'elle a suffi
à empêcher la généralisation du bien et du
mieux, parce qu'elle a rendu stériles les plus
clairs enseignements de l'expérience universelle.

Il ne faut plus, j'insiste à dessein sur ce
point délicat, *trop demander à la mère et à la
nourrice*. Ou donnons aux femmes plus de
forces de résistance, ou soyons moins exigeants
envers elles. Les gens sérieux trouveront qu'on
ne se montre que juste en leur enseignant sur
tous les tons comment on compense des pertes
forcées par un régime plus choisi. Car, là
comme en tant d'autres choses, si *la critique
est aisée*, combien l'art est difficile à comprendre et à bien appliquer!

Puisque nous ne pouvons pas supprimer les charges nombreuses de la maternité, il ne nous reste donc qu'à apprendre aux nourrices à multiplier les soins préservateurs de leur personne, sans compromettre l'avenir de leurs enfants. Soutenir les unes, fortifier les autres, toujours élever le ton de leur organisme et les éclairer le plus possible sur la nature invariable de leurs besoins du moment, n'est-ce pas là en quelques mots, le résumé de l'hygiène de la nourrice ? N'est-ce pas là une espèce de dogme sanitaire, récemment proclamé, qu'il faut à tout prix impatroniser, populariser, c'est-à-dire substituer aux préceptes erronés du moyen-âge ?

Quand les femmes seront bien convaincues qu'on songe autant à les ménager elles-mêmes qu'à sauvegarder la vie de leurs enfants, elles suivront alors avec joie, avec ensemble, les conseils de ceux en qui elles devineront des amis, des esprits conciliants, et non des admirateurs *de l'absolu*, des prôneurs de vertus surhumaines.

C'est le point de vue nouveau que j'ai accepté, après tant d'autres médecins, et où il faudra résolûment se placer quand on voudra désormais obtenir des nourrices les soins, les sacrifices, l'abnégation et le dévouement nécessaires à la bonne éducation des enfants au berceau. Ce sera, je crois, le meilleur moyen de les convaincre, de rectifier leurs idées fausses, de les conduire plus vite et plus tôt, vers le bien et vers le mieux. C'est pourquoi, enfin, après avoir eu soin de le dire en commençant, je n'oublie pas de répéter, en terminant, que *j'étends sur la mère et sur l'enfant une sollicitude égale et que tous deux méritent également.*

VII

LA VIE DE PENSION

—

Avant de devenir un homme, l'enfant traverse l'adolescence et la jeunesse, deux périodes longues, mais nécessaires au développement complet de l'organisme. Les soins de l'instruction, d'une position à se créer absorbent à peu près cette époque de la vie. C'est, dit-on, la meilleure partie de l'existence, à cause de la vivacité des impressions, de la variété des plaisirs possibles, de l'absence des inquiétudes sérieuses, de la ténacité des illusions agréables, de la croyance aux vertus humaines et de la facilité avec laquelle s'exécutent les fonctions vitales.

10.

Faut-il me livrer ici à un examen particulier du régime de l'école, du collége ou de la pension ?

Je ne le pense pas, parce que ce genre de vie n'exige pas de modifications bien importantes ; parce que les maisons d'éducation, à de très-rares exceptions près, se sont résignées à mieux nourrir leurs élèves ; parce que les excellentes aptitudes digestives de ces derniers assurent la régularité de la nutrition, enfin, parce que les principes généraux, exposés partout, ne laissent aucune place à l'indécision sur la voie à préférer.

Cependant, puisque cette question se rencontre sur mon chemin, j'en profite pour exposer quelques-unes de mes opinions. Mes observations porteront sur les sept points suivants, les seuls qui me paraissent dignes de fixer un instant l'attention d'un père de famille :

1° Les directeurs de collége, les maîtres de pension connaissent et n'oublient plus le double but de leur honorable mission : orner l'esprit et former le cœur de leurs élèves, sans négliger pour cela les besoins immédiats et quotidiens d'un organisme en voie de développement. Les plus habiles et les plus méritants sont ceux qui s'attachent à tenir la balance égale entre le physique et le moral, c'est-à-dire entre les besoins du corps et les droits de l'intelligence.

L'existence matérielle de la pension passe à bon droit pour être très-favorable à la jeunesse, en ce sens que celle-ci ne peut plus abuser des faiblesses maternelles, des bonbons, des gâteaux, et manger à toutes les heures de la journée. L'inflexible régularité des divers actes de la vie intérieure double les bienfaits d'un bon régime. Une table modeste, habilement servie, quelque frugale qu'on veuille la supposer, vaut toujours mieux pour les adolescents que les profusions de la table paternelle.

Outre cela, les exercices corporels sont constamment associés aux exercices spirituels ; une noble et continuelle émulation stimule l'apathie, réveille l'amour-propre des jeunes gens et les aide puissamment à vaincre les difficultés trop réelles des travaux de l'esprit.

Les mères, en général, redoutent pour leurs

enfants l'influence de la vie de pension ; elles ont grand tort. La discipline sévère et l'ordre invariable des maisons d'éducation se traduisent pour la jeunesse en résultats on ne peut plus avantageux ; ils effacent ou détruisent vite les effets de la mauvaise éducation des mères inintelligentes (et c'est l'immense majorité), ils fortifient les constitutions mal assises et ouvrent un champ beaucoup plus vaste à l'essor des jeunes intelligences.

En d'autres termes, si tout n'est pas parfait au collége ou dans les pensionnats, tout y est passable, régulier et, par cela même, bien meilleur pour l'adolescence.

Je me réserve cependant le droit de faire quelques observations très-importantes au point de vue des habitudes alimentaires adoptées par un certain nombre de maisons d'éducation. J'espère que les éloges qui précèdent feront mieux accepter des critiques dont l'origine est fort ancienne, dont la reprise me paraît opportune et dont on a grand tort de ne pas vouloir tenir compte.

2° Je voudrais qu'on usât avec plus de modération des féculents et des farineux. Le retour fréquent, régulier de ces mets indigestes impressionne désagréablement les intestins, quand il ne les énerve pas pour le reste de la vie. Les dégoûts que ces aliments soulèvent à la longue, les dyspeptiques de vingt ans qu'ils préparent avec tant de succès, les avertissements réitérés de quelques hygiénistes anciens, tout démontre la réalité et la gravité du danger que je signale.

Si le collégien conserve une longue rancune contre les haricots, les pommes de terre, la farine de maïs, etc., il faut savoir découvrir, derrière cette aigreur parfois risible, le souvenir plus sérieux des digestions laborieuses, pénibles qui ont suivi l'ingestion de ce genre d'aliments.

Combien j'ai vu de troubles dyspeptiques remonter précisément aux fatigues dues à la prolongation de ce régime défectueux ! Combien de jeunes filles n'ont eu leur adolescence vouée aux misères de la chlorose que par suite de l'usage trop répété de ces mets lourds et insuffisants !

3° Quelques proviseurs ont introduit dans un grand nombre de pensions une habitude fâcheuse, habitude qui tend à se généraliser, contre laquelle les élèves ne cessent de protester et qu'il ne m'est pas permis de passer sous silence. Je fais allusion ici au service invariable, le vendredi excepté, du *bœuf bouilli à tous les dîners.*

Par lui-même, le bœuf bouilli est un mets naturel, excellent, qui, dans ce cas-là, n'a qu'un tort, celui de reparaître trop souvent, de lasser, en un mot, de dégoûter les élèves.

On se perd en conjectures sur les motifs d'une pareille obstination en faveur de la *monotonie*, obstination parfaitement inexplicable pour ceux qui ont à en souffrir.

Rôti quelquefois ou accommodé autrement, ce même bœuf serait accepté avec plaisir, peut-être avec reconnaissance. Comment les économes n'ont-ils pas vu, dans la réprobation dont le bœuf bouilli est devenu l'objet, la preuve que leur manière de comprendre le service culinaire était probablement défectueuse ?

Quand il est si facile d'éviter des inconvénients réels, presque visibles, quand un peu de variété dans la préparation des mets n'altère en rien la valeur nutritive de ces derniers, pourquoi ne pas accorder ce qui est raisonnable, juste, ce que commande surtout une hygiène bien comprise?

N'est-ce pas assez de servir le bœuf bouilli deux fois par semaine, particulièrement avec des enfants déjà initiés chez leurs parents aux plaisirs d'une bonne table? Où donc serait le mal si, les autres jours, on variait la manière de le faire cuire? Le corps n'y perdrait rien et les élèves n'auraient plus raison de se plaindre d'un service monotone, presque nauséeux, et qui mène droit à la satiété.

La différence assez appréciable de la dépense est, dit-on, la cause principale de la préférence accordée au bœuf bouilli.

Je n'accepte pas cette raison comme valable. Les économies réalisées aux dépens ou au détriment des élèves sont toujours déplorables. Tôt ou tard elles décréditent les maisons d'éducation où elles sont une habitude.

A ce propos, je dois rappeler un principe très-vrai et justifié par une longue expérience : quand elle ne nuit pas à la nutrition, la variété est le moyen par excellence de stimuler l'appétit, d'activer et d'améliorer la digestion.

C'est une faute d'autant plus grave de la dédaigner, que les élèves, dégoûtés, refusent de manger le bœuf, se rejettent sur les légumes et le pain, et se trouvent dans les conditions d'une nourriture chaque jour insuffisante. Les conséquences d'un tel état de choses pour leur santé à venir sont faciles à prévoir.

Les parents auront donc raison d'exiger un peu plus de variété dans la manière de servir ou d'accommoder le bœuf. Ce désir est naturel, nécessaire ; il mérite d'être pris en considération sérieuse et immédiate dans les établissements qui se respectent et qui ne placent pas au-dessus du bien-être des élèves l'agrément de réaliser de très-beaux bénéfices annuels.

4° Le corps d'un enfant qui grandit a besoin de continuels ménagements et d'une foule de soins prévoyants. Les maîtres de pension doivent songer avant tout à bien assurer l'accroissement naturel du corps humain. La formation du savant ne vient qu'en second lieu, quand l'organisme est en bonne voie et se développe régulièrement.

Si les chefs d'institution étaient mieux con-

vaincus de la justesse de ces principes, force-
raient-ils leurs très-jeunes élèves à se lever,
l'hiver, à six heures, et l'été, à cinq heures
du matin ?

Sans doute les vieillards ont raison de de-
vancer l'aurore ; leur âge le leur permet. Mais
pourquoi vouloir en conclure que la même
habitude sera favorable à des enfants ? N'est-ce
pas précisément parce qu'une chose convient
à la vieillesse qu'elle doit paraître suspecte
pour la jeunesse, qu'elle doit être regardée
comme sûrement nuisible à l'adolescence ?

Je condamne donc la prescription du lever
à six heures en hiver et à cinq heures en été.
Je la blâme plus énergiquement encore lorsque, l'hiver, elle s'aggrave par l'action de conduire des enfants sortant du lit, tremblant
de froid, dans une chapelle glacée, où, sous
prétexte de prières, qu'ils suivent Dieu sait
avec quelle attention ! ils gardent pendant
une longue heure une immobilité forcée.

Quand on a enduré ce genre de supplice pendant huit ou dix hivers, peut-on en oublier
aisément la cause et se réconcilier avec la
prière ? Ah ! qu'il avait raison celui qui ac-

cusait les « indigestions de prières de multiplier le nombre des incrédules ou des indiffé-
rents en matière religieuse ! »

L'humanité, l'hygiène, mes souvenirs
m'imposent le devoir de réclamer hautement
la suppression, pour les enfants, de la station
du matin dans les chapelles non chauffées.

D'ailleurs, ces habitudes matinales ne méritent pas les éloges de convention qu'on leur
prodigue depuis tant de siècles. Les organis-
mes jeunes souffrent des réveils hâtifs, réveils
qui suspendent ou suppriment brusquement la
plus importante des fonctions, l'absorption
nocturne. Car, je ne saurais trop le répéter,
le sommeil est un phénomène complexe, beaucoup plus essentiel à la nutrition qu'au repos
du corps. On n'a pas encore assez insisté sur
ce côté de la question qui nous occupe.

Apprenons enfin à voir dans le sommeil ce
qu'il est réellement, un long temps de recueil-
lement pendant lequel l'intestin achève pai-
siblement, lentement l'œuvre capitale de la
nutrition, l'absorption. *Somnus labor visceri-
bus.* (HIPP.)

« Laissez dormir les enfants tant qu'ils

veulent, les vieillards tant qu'ils peuvent, et les autres environ huit heures. » (Dr RIBAULT.)

Je me range à l'avis de ceux qui permettent aux jeunes élèves de dormir jusqu'à sept heures en hiver, et à six heures et demie en été.

En termes plus précis, l'adolescence a besoin de dormir dix heures jusqu'à 14 ou 15 ans et neuf heures de 15 à 20 ans.

Le sommeil régulier de huit heures par nuit ne suffit qu'à partir de vingt ans, pour descendre à sept heures et même à six heures dans la vieillesse.

5° Je voudrais, enfin, que les maîtres de pension daignassent recommander avec plus d'insistance à leurs élèves la bonne tenue, la propreté et les soins corporels, toujours fort compromis à cause de l'éloignement des mères et de l'absence ordinaire de la femme autour d'eux.

Si le savoir et le sentiment de la dignité morale s'élèvent par l'éducation en commun, pourquoi en être réduit à payer ces avantages de la perte des habitudes de politesse et de propreté ? Trop de laisser-aller conduit au dédain des conditions obligées de la bonne société et nuit beaucoup à ceux qui sont destinés à vivre de la vie commune. A quoi servent réellement la science, l'instruction à celui qui mérite la qualification d'homme *malpropre* ou *mal élevé* ?

Combien de médiocrités, même de nullités, n'a-t-on pas vu réussir dans le monde, grâce à une tenue digne, simple, étudiée, en un mot convenable, là où des hommes instruits, érudits, éminents, mais oublieux des soins corporels, mais incapables de se plier aux exigences de la société ou de rompre avec les habitudes de sans-gêne contractées sur les bancs de l'école, n'ont rencontré sur leur route que déceptions, insuccès, déboires, dépit et misère !

La responsabilité de ce malheur ne retombe-t-elle pas sur les maîtres de pension assez peu éclairés, assez peu clairvoyants pour ne pas comprendre que l'instruction sans l'éducation n'est ordinairement qu'un *meuble inutile*, et ne sert qu'à multiplier le nombre des *déclassés* ou des *irréguliers* de la société moderne ?

6° Toujours réunie dans des salles peu spacieuses, dans des dortoirs trop étroits, la jeunesse est exposée à un danger spécial, contre lequel il est nécessaire, urgent de se prémunir. Je fais allusion à l'air confiné, vicié et malsain que respirent trop souvent les jeunes gens en pension, et au lymphatisme qui en est la conséquence ordinaire.

Les anciens avaient raison d'appeler l'air *pabulum vitæ*. C'est, en effet, la moitié de la vie. Rien ne saurait compenser la bonne qualité de l'air inspiré ; ce sont les défauts de ce dernier qui rendent si terribles les imperfections de la nourriture usuelle. Dans les milieux mal aérés ou trop étroits, ne voit-on pas constamment l'adolescence languir, s'affaiblir, décliner et succomber ?

« L'homme des champs deviendrait athlétique, si, aux principes vivifiants qu'il puise dans un air pur et oxygéné, il joignait l'alimentation substantielle et charnue de l'habitant des grandes cités. » (Dr BOURGUIGNON. *Union médicale.*)

Ce court passage renferme des indications précieuses pour la jeunesse : il faut à celle-ci de l'espace, de l'air pur, du soleil et du travail manuel dans les champs, ou de l'exercice au milieu des fleurs et de la verdure. Ce sont là des souvenirs qui ne doivent jamais s'effacer de la mémoire des maîtres de pension. Car l'air confiné et vicié détermine rapidement une débilitation profonde, qui prend parfois d'effrayantes proportions et voue l'adolescence aux ravages du lymphatisme ou de la phthisie.

On désigne sous le nom d'anémie l'état qui précède et prépare l'explosion de ces cruelles maladies. Cette anémie se reconnaît aisément, chez les jeunes élèves, à l'absence d'énergie physique et morale, à l'amour du repos, du farniente, à l'horreur de tout travail pénible et prolongé, à la tendance aux emportements, à la vivacité des impressions bonnes ou mauvaises, et au défaut de résistance aux influences morbides.

Une fois devenue constitutionnelle, cette faiblesse générale appelle sur l'organisme ces diathèses désolantes qui affligent tant de jeunes gens et transforment en un long martyre leur courte existence.

Signaler ce genre de danger, c'est rappeler que le recours aux toniques sous toutes les formes connues, ne saurait avoir lieu trop tôt pour les adolescents que menace une funeste hérédité.

7° Dans toutes les pensions, il se forme deux camps parmi les élèves : les uns se contentent de se promener gravement, de causer debout et longuement; ils semblent déjà *poser pour des gens sérieux*. Les autres jouent avec bonheur, avec ardeur aux barres, à la paume, au ballon, etc.

Les derniers seuls ont raison; ils ont choisi le moyen certain, unique de se fortifier. Si j'étais maître de pension, j'engagerais, j'obligerais mes élèves à se livrer régulièrement aux exercices dits violents, mais très-salutaires et toujours utiles à des organes en voie de croissance.

Le mouvement, c'est la vie et la joie de la jeunesse. On ne saurait habituer trop tôt les enfants aux larges dépenses musculaires, soit au moyen des jeux, soit au moyen d'un travail proportionné à leurs forces. L'exercice quotidien est pour eux une impérieuse nécessité; une condition absolue de bonne santé dans l'avenir.

« Ne cours pas, tu pourrais tomber; ne va

pas au soleil, tu aurais trop chaud ; prends bien garde de te faire mal ; reste assis près de nous ; amuse-toi avec ces livres, avec ces images, etc. »

Telles sont les recommandations continuelles des mères à leurs fils bien-aimés. Ces mères se trompent. Leur sollicitude exagérée les aveugle sur les conséquences inévitables de cette vie dite convenable ou raisonnable. Les enfants paisibles, *sages,* graves, peu bruyants, toujours assis près de leurs mères ou enfermés dans des appartements bien chauds, auront un jour à souffrir de ces excès de précaution. Ils resteront faibles, malingres et sans force de résistance.

La promenade lente, calme est rarement suffisante : sauter, courir en plein air, même au soleil, vaut mieux pour eux. S'ils paient ce genre d'exercice par un teint hâlé, par quelques *bosses au front*, la force qu'ils y gagneront les dédommagera amplement, plus tard, de ces légers inconvénients.

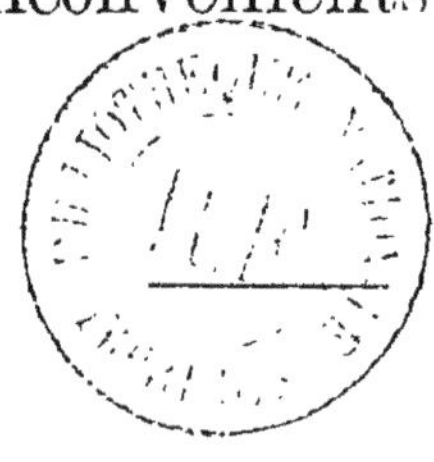

TABLE DES MATIÈRES

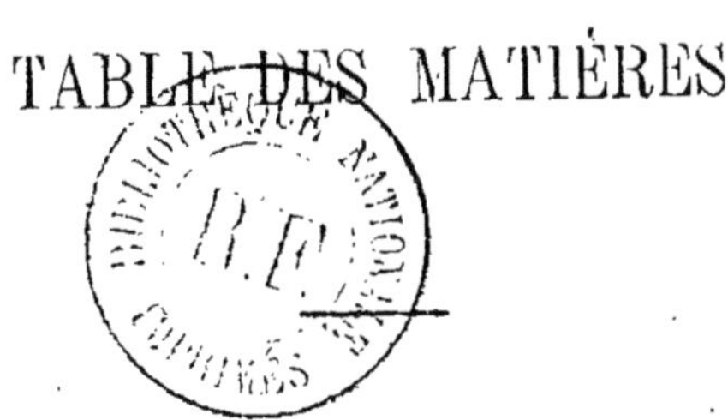

www.ingramcontent.com/pod-product-compliance
Ingram Content Group UK Ltd.
Pitfield, Milton Keynes, MK11 3LW, UK
UKHW022207120726
13694UKWH00002B/453